MONOGRAPHIE

DES EAUX MINÉRALES

DE WIESBADEN

PAR

M. CHARLES BRAUN,

DOCTEUR EN MÉDECINE ET EN CHIRURGIE.

Traduit de l'allemand

PAR M. J. SCHWENDT.

« Il est toujours plus aisé de croire que de savoir. »

(*Études thérapeutiques sur les eaux minérales
des bords du Rhin*, par MM. TROUSSEAU
et LASÉGUE.)

Prix : 2 francs.

STRASBOURG,

TYPOGRAPHIE DE G. SILBERMANN, PLACE SAINT-THOMAS, 3.

1859.

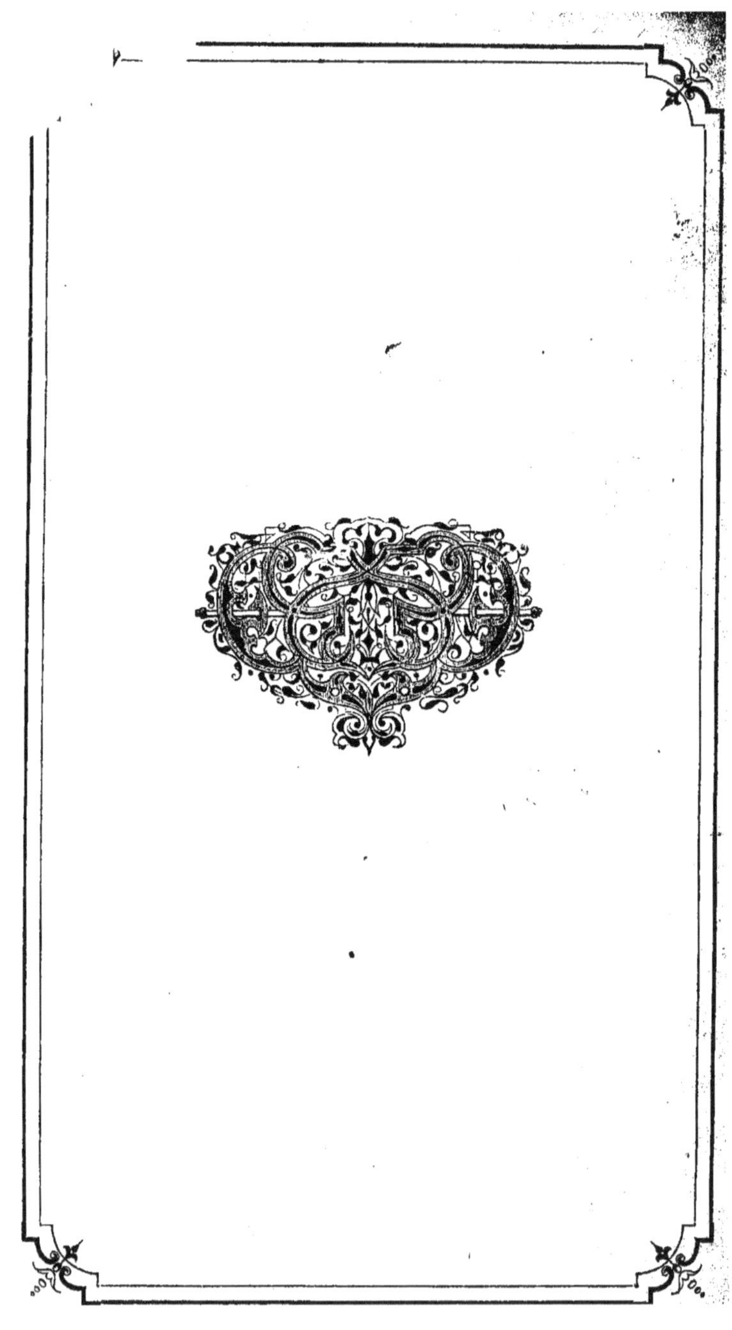

MONOGRAPHIE

DES

EAUX MINÉRALES

DE WIESBADEN,

PAR

M. CHARLES BRAUN,

DOCTEUR EN MÉDECINE ET EN CHIRURGIE.

Traduit de l'allemand par M. J. SCHWENDT.

« Il est toujours plus aisé de croire que de savoir. »

(Études thérapeutiques sur les eaux minérales des bords du Rhin, par MM. TROUSSEAU et LASÈGUE.)

STRASBOURG,

IMPRIMERIE DE G. SILBERMANN, PLACE SAINT-THOMAS, 3.

1859.

PRÉFACE.

Le but de cet ouvrage est de donner au médecin étranger une description aussi fidèle, aussi complète que possible, des propriétés et des effets de nos sources minérales, et de lui faire connaître les moyens curatifs auxiliaires qui sont à notre disposition.

La balnéologie est arrivée par degrés à un point de vue très-positif. Les chimistes et les physiciens ont bouleversé nos fontaines saintes, et, là où régnaient jadis des divinités bienfaisantes, ils nous ont fait voir, non sans une maligne joie, une eau tout ordinaire, des sels et quelques gaz. Aujourd'hui nos arcanes sont dévoilés. Le *produit vivant* de la terre, le *liquide organique*, la *soude vitale*, la *chaleur propre*, la *tension électrique*, les *organismes élémentaires* ne sont plus que de vains mots, des phrases vides de sens. Il fut un bon vieux temps où il était permis de croire soi-même à tous ces mystères, et de les inculquer à autrui, sans cesser pour cela d'être un médecin savant et honnête ; mais aujourd'hui, l'esprit d'examen a remplacé la foi aveugle, et le règne des Ondins est fini. Que le poëte et l'artiste continuent d'évoquer ces poétiques images, rien de mieux ! Le médecin, l'homme de la science et de la

vérité, doit renoncer au commerce des faux dieux. A ses
yeux, la vérité, même amère, a plus de prix que le plus
brillant mensonge. Échangeons l'antique robe sacerdotale
du médecin des eaux contre le prosaïque habit noir. La
vertu des sources minérales ne pourra que gagner au
change, car, en assignant les lois de la physique pour
base à leurs effets salutaires, nous aurons fondé en principe l'application rationnelle de leurs eaux.

Les eaux minérales, principalement en Allemagne, occupent le premier rang parmi les moyens curatifs. Leur
réputation n'a aucunement souffert des révolutions et des
orages que l'art médical a subis au dix-neuvième siècle,
et qui ont ébranlé la thérapeutique jusque dans ses fondements. Bien plus, la considération dont elles jouissaient
n'a fait que grandir, pendant que toutes les autres méthodes curatives étaient en butte à des attaques systéma-
tiques. L'hydrothérapie elle-même, laquelle, lors de son
apparition, s'est dressée comme un fantôme menaçant
pour les sources minérales, a doublé leur importance,
en montrant les résultats merveilleux que l'on pouvait
atteindre avec de l'eau ordinaire.

Je me suis donné pour tâche, dans ces feuillets, de
suivre une voie nouvelle. J'ai cherché à découvrir les effets
physiologiques de nos thermes, en m'étayant de nombreux
essais sur l'organisme sain combinés avec les expériences
de la physique et les analyses de la chimie; puis, à déterminer, en raisonnant par analogie, et à développer ces
effets par l'étude des propriétés physiques et chimiques de
nos sources, et à baser sur les résultats obtenus dans cette
voie les indications et le mode d'application des eaux. Pendant que dans ces derniers temps on s'appliquait, au prix
de louables efforts, à trouver aux autres médicaments une

base certaine par l'étude des propriétés physiologiques, on se contentait presque toujours, dans la balnéologie, de tirer des inductions de la constitution chimique des eaux, et de faire l'énumération de leurs effets thérapeutiques. Cependant, c'est principalement dans l'emploi des eaux minérales que les effets physiologiques ont une importance majeure, car leurs propriétés curatives semblent reposer uniquement sur l'action physiologique, et ce n'est que dans des cas extrèmement rares qu'on en a pu constater l'action directe sur la cause même de la maladie.

Je ne me flatte point d'avoir embrassé cette matière dans son entier. Quelques résultats ne sont pas encore suffisamment établis, d'autres font complétement défaut. Je n'ai pu, entre autres, déterminer, jusqu'à présent, par le procédé de l'analyse chimique, les modifications que l'eau thermale produit dans le sang, et, sur ce point, j'ai jugé préférable, pour cette fois-ci, de renoncer à publier le fruit de mes études. Mon travail n'est que le commencement de recherches qui ont besoin d'être complétées. J'espère que mon exemple trouvera des imitateurs. Quant à moi, je suis fermement résolu à poursuivre cette voie qui seule peut nous conduire à une balnéologie rationnelle.

Des empèchements de plus d'un genre, et en dernier lieu, l'attente de plusieurs analyses chimiques tardivement achevées, m'ont obligé de faire paraître mon ouvrage en plusieurs parties. Je l'ai divisé en trois cahiers : le premier présente, entre autres matières, la description des rapports topographiques qui m'a semblé utile pour compléter l'intelligence de mon sujet. Le second contiendra la recherche des effets physiologiques et leur interprétation par les propriétés physiques et chimiques des eaux, les indications générales, le mode du traitement et les ressources auxiliaires dont nous disposons. Le troisième aura pour objet les indications particulières et les cas les plus intéressants.

Je dois la plus vive reconnaissance à M. le docteur Erlenmeyer pour l'exactitude et les soins qu'il a apportés à l'exécution de l'analyse des sécrétions et des expériences physiques dont j'ai eu besoin, ainsi qu'à MM. les professeurs Fresenius, Thomæ et Sandberger pour l'empressement avec lequel ils ont mis leurs ouvrages à ma disposition. Je les prie d'en recevoir ici le témoignage public de ma gratitude.

Wiesbaden, automne 1852.

L'AUTEUR.

Chapitre V.

Établissements thermaux.

Chapitre VI.

Description du versant méridional du Taunus.

Chapitre VII.

Propriétés physiques et chimiques des eaux minérales.

Chapitre VIII.

Formation des sources de Wiesbaden.

MONOGRAPHIE

DES

EAUX MINÉRALES

DE WIESBADEN.

PREMIER CAHIER.

Chapitre premier.

TOPOGRAPHIE DES SOURCES MINÉRALES DE WIESBADEN.

Les sources minérales de Wiesbaden sont situées dans le duché de Nassau, sur le versant méridional de la chaîne du Taunus, et occupent la partie nord-est d'une vallée élargie en forme de bassin irrégulier et encaissée par les contreforts de cette chaîne. Elles jaillissent au pied même de la montagne dont les masses rocheuses se prolongent jusqu'au Rhin, recouvertes, à partir de ce point, de couches d'origine plus récente, et marquent, par conséquent, la limite où finissent les roches anciennes du Taunus et celle où commencent les terrains tertiaires du bassin de Mayence.

L'espèce de vallée ou de bassin qui donne naissance à nos eaux minérales est formée par la jonction de trois vallons transversaux: celui de Sonnenberg avec le Rambach venant de l'est; le Nerothal (vallée de Néron) avec le Kieselbornbach au nord-est et la vallée de la Wellritz arrosée par le ruisseau du même nom descendant du côté du nord. Les trois vallons ont peu de profondeur et se perdent à une ou deux lieues en amont des sources minérales, au pied de la pente abrupte du Taunus. Un quart de lieue au-dessous des sources, les ruisseaux se réunissent et se jettent dans le Rhin une demi-lieue en aval de leur confluent, après avoir reçu la décharge abondante des eaux minérales, et arrosé le Mühlthal (vallée des Moulins), sous le nom de *Salzbach* (rivière salée).

Le contrefort qui sépare le Nérothal de la vallée de la Wellritz forme, en se bifurquant à son extrémité, deux collines, le Rœmerberg (mont des Romains) et le Heidenberg (mont des Païens). La zone thermale est en partie encaissée entre ces deux collines, et bordée à droite et à gauche par d'autres contreforts descendant en pente douce jusque vers le Rhin, en sorte qu'abritée dans toutes les directions, elle n'a qu'un seul débouché, au sud, s'ouvrant par le Mühlthal sur les rives du fleuve. Vingt-neuf sources minérales chaudes ou froides y jaillissent du sol : les premières, vers le nord-est, sont plus rapprochées du pied de la montagne ; les froides, dans la direction du sud, du sud-est et du sud-ouest, décrivent autour des sources thermales une sorte de ceinture semi-circulaire. On estime la surface de la zone à environ 2800 verges carrées [1].

Nos thermes sont situés sous 50°,6″ latitude nord et 26° longitude ouest, et élevés, en prenant pour point de comparaison la source principale, le Kochbrunnen (fontaine bouillante), à 323 pieds de Paris au-dessus du niveau de la mer, et à 110 pieds au-dessus du niveau le plus rapproché du Rhin.

A l'extrémité nord-est de la zone jaillit le Kochbrunnen, et du côté opposé, vers le sud-ouest, la source du Schützenhof, distante de la première de 1400 pieds ; à égale distance des deux, sur la même ligne, se trouve la source de l'Aigle. Ce sont là les plus riches en volume, car elles fournissent ensemble 31 pieds cubes d'eau par minute, c'est-à-dire, les cinq huitièmes de la masse totale de nos eaux thermales. En prolongeant cette ligne vers le sud-ouest, on rencontre, à la dis-

---

[1] Thomæ, *Annales médicales*, duché de Nassau, 2ᵉ cahier, 1843.

tance de 1300 pieds du Schützenhof, la plus abondante de nos sources minérales froides, dite le *Faulbrunnen*.

Celle du Kochbrunnen, la plus importante de toutes, se distingue à la fois par le volume de ses eaux, l'élévation de leur température et leur richesse en principes minéralisateurs. Elle fournit par minute 17 pieds cubes d'eau à 55° Réaumur et pesant 1,00666 poids spécifique. Si de ce point on suit la direction déjà indiquée, et que nous appellerons *la ligne des eaux*, vers la source importante la plus rapprochée, celle de l'Aigle, on constate une diminution sensible dans le volume des eaux, 6 pieds cubes par minute seulement, dans leur température qui n'est plus que de 50° R., et même, d'après Kastner, dans le poids spécifique. En continuant d'avancer dans le même sens, on arrive à la source du Schützenhof, fournissant, il est vrai, 8 pieds cubes, mais à 40° seulement, et appauvrie d'un tiers en principes minéralisateurs, et enfin, sur le point le plus reculé de notre ligne, la source froide du Faulbrunnen ne donnant plus que 3 pieds cubes d'eau à la température de 11° R., et de moitié moins riche en principes minéralisateurs que la source du Kochbrunnen. Cette progression décroissante se retrouve également dans les autres sources, de sorte que les plus éloignées du Kochbrunnen et de *la ligne des eaux* sont en même dans les plus faibles sous tous les rapports.

Pour nous en convaincre, jetons les yeux sur la partie nord-est de la zone à la fois la plus écartée de *la ligne des eaux* et de la source principale, et nous remarquerons une diminution rapide en volume, en température, et même, quoique à un degré moins sensible, en richesse minérale. Nous rencontrerons d'abord la source de la Cour de Paris donnant 2 pieds cubes à 46°; celle de la Croix-d'Or, 1 pied cube à 41°, et en dernier lieu, celle du Sonnenberg à 40°. Si, par contre, nous partons du Kochbrunnen, dans la direction du sud, pour nous engager plus avant dans la zone thermale, en nous rapprochant de notre ligne, nous arriverons à des sources dont le volume et la température diminuent moins rapidement, par exemple, la source du Miroir, laquelle, sous ce dernier rapport, égale presque le Kochbrunnen ; le Brühbrunnen (fontaine à échauder), fournissant 6 pieds cubes à 50° ; celle de l'Étoile, 2 pieds à 48° ; celle des Quatre-Saisons, 5 pieds à 47° ; le Bæckerbrunnen, 2 1/2 pieds à 45°. Enfin, si nous franchissons les limites de la zone thermale, vers le sud-est, le sud et le sud-ouest, nous entrons dans le rayon des sources froides dont le nombre déjà fort considérable augmente encore d'année en année, presqu'à chaque fouille occasionnée par des constructions nouvelles ou par le creusement d'un fossé. Leur température varie de 10° à 20° R., et il est aisé de reconnaître à leur saveur qu'elles sont relativement très-pauvres en principes minéralisateurs.

Lorsque l'on compare entre elles nos sources thermales sous le rapport de l'élévation du sol d'où elles jaillissent, on a lieu de remarquer que les plus importantes sont en même temps les plus élevées. Celle du Schützenhof est, il est vrai, située à 3 pieds 7 pouces au-dessus du Kochbrunnen, mais la source de l'Aigle se trouve à 7 1/2 pouces au-dessous de ce niveau, et à partir de ce point, toutes les autres sont dans une situation de plus en plus basse jusqu'à ce qu'on arrive à celle du Landsberg, dont le niveau est inférieur à celui du Kochbrunnen de 18 pieds 4 3/4 de pouces [1].

Les considérations topographiques et les rapprochements que nous venons de faire conduisent aux corollaires suivants :

1° Toutes nos sources minérales dérivent d'une commune origine, et proviennent de la même profondeur.

2° On doit les envisager comme des ramifications du Kochbrunnen, comme des courants latéraux et dérivés de la principale ligne des eaux.

3° Le Kochbrunnen est la source la plus rapprochée du point où les eaux minérales s'échappent des entrailles de la terre.

4° La direction ou ligne principale suivie par les eaux va du nord-est au sud-ouest, et répond à une grande crevasse du sol qui s'étend dans ce sens, le long du versant méridional du Tau-

---

[1] Thomæ, *loc. cit.*

nus, et semble donner naissance, non-seulement aux sources de Wiesbaden, mais encore à toutes celles de notre contrée dont le principe commun est le chlorure de sodium. Nous aurons à reparler plus loin de cette crevasse dont l'existence est bien établie, quoique la démonstration n'en repose et n'en puisse reposer que sur des conjectures.

5° La diminution de température des eaux, quand la richesse minérale reste constante ou à peu près, doit être attribuée à leur cours plus considérable et à leur séjour plus prolongé sous la terre, et, lorsqu'il y a en même temps appauvrissement des principes minéralisateurs, à une immixtion d'eau douce provenant de sources ordinaires.

Les galeries naturelles ou bassins de nos sources sont formées par une matière sédimentaire concrète (*sinter*) provenant des précipités des eaux mêmes, et constituant la couche supérieure de toute la zone thermale. Plus ou moins altéré à sa surface et mélangé d'humus, ce sédiment présente, lorsqu'on y creuse plus avant, sa structure normale, et acquiert vers la partie la moins élevée de la zone une très-grande puissance. Aussi, n'est-il pas rare qu'à la suite de fouilles ou de constructions nouvelles pratiquées sur ce point, on soit obligé d'en faire enlever de nombreuses charretées. Nous ne savons rien de plus sur la nature des couches inférieures qui concourent à la formation des bassins de nos thermes, si ce n'est que les eaux du Schützenhof viennent sourdre de dessous un roc de quartz blanc et dur.

Lorsqu'en pratiquant dans la zone thermale des fouilles d'une certaine profondeur, on parvient à percer le gisement sédimentaire dont nous venons de parler, on arrive à des dépôts récents qui ne sont autre chose que les produits de la destruction, les ruines des montagnes avoisinantes. Ces dépôts de nature diverse se composent de couches d'éboulis de quartz, de fragments d'argile schisteuse, de grès, de conglomérat et autres de ce genre, ayant la propriété commune d'être perméables à l'eau, et n'opposant, par conséquent, aucun obstacle à la filtration des eaux minérales qui ont pénétré jusqu'à elles. L'une de ces couches, composée d'éboulis de quartz blanc, est désignée par les anciens de notre ville comme étant la limite où l'on trouve d'ordinaire, en deçà de la zone thermale, de l'eau minérale chaude. Elle varie en profondeur entre 7 et 16 pieds.

On conçoit sans peine combien cet état de choses a dû fournir matière à procès : l'expérience ayant démontré qu'il suffisait de creuser à quelques pieds du sol pour rencontrer une source minérale, les propriétaires de terrains situés dans la région thermale désirèrent naturellement se mettre à la poursuite d'une découverte aussi précieuse; mais comme on ne tarda pas à s'apercevoir que les nouvelles sources ne répandaient leurs bienfaits qu'au détriment des anciennes, il s'en suivit des contestations judiciaires dont le résultat fut de faire ordonner le rétablissement des lieux dans leur état primitif, chose qui n'était pas toujours facile. Schenk [1] nous raconte qu'en 1710 la source de l'Aigle tarit subitement, parce que le propriétaire d'une maison voisine avait creusé un fossé d'où s'épanchait une quantité considérable d'eau thermale. Ce ne fut qu'au prix de grands efforts et, comme dit Schenk, après avoir fait faire pour cet objet des prières publiques à l'église, que l'on parvint à boucher la nouvelle source, et à restituer à celle de l'Aigle ses liquides trésors. Des accidents de ce genre s'étant renouvelés dans la suite, un décret du gouvernement de 1820 défendit à tous les propriétaires de fonds situés dans la zone thermale de faire des fouilles au delà d'une certaine profondeur sans l'autorisation de la police.

La couche que nous venons de mentionner semble donc indiquer la profondeur à laquelle jaillit le jet principal de nos thermes, lequel se répand de là vers les différentes sources d'une situation moins élevée.

On n'a pas jusqu'à présent creusé plus avant dans la zone thermale, et nous manquons de notions directes sur la nature des stratifications inférieures du bassin. Sur ce point, nous ne

[1] Schenk, *Description historique de la ville de Wiesbaden.*

pouvons faire que des conjectures, en procédant par voie d'analogie, et en nous étayant de la connaissance que nous avons
acquise de la nature des masses rocheuses de la montagne. La
justesse de ces conjectures ne pouvant être établie qu'au moyen
d'un exposé de l'état géognostique du Taunus en général, nous
reviendrons sur ce sujet au chapitre sixième où nous traiterons
de la formation des montagnes qui avoisinent la région thermale, d'autant plus que cette dernière matière, pour être bien
comprise, doit être présentée elle-même avec toutes les parties
qui en dépendent.

Le sol de la région thermale est échauffé par les sources qui
y prennent naissance et le pénètrent. La température en est de
6° à 10° R. plus élevée que ne l'est en moyenne celle des lieux
avoisinants. Par les hivers les plus rigoureux, la surface n'y
gèle qu'imparfaitement, la neige y fond très-vite, les habitations n'y réclament que peu de chaleur artificielle, et, dans
toute la zone, les caves font défaut, parce qu'elles n'offriraient
pas les avantages d'une température plus fraîche.

Le volume total de nos sources minérales n'a pas été calculé
jusqu'à présent. Les onze plus importantes donnent par minute 52 pieds cubes 397 et 2/3 pouces cubes. Cette richesse est
telle que la plus grande consommation, au fort de la saison la
plus fréquentée, ne saurait l'absorber complétement. Elles se
déchargent dans un canal commun appelé *Warmebach* (rivière
thermale), qui se jette dans le Saltzbach, auquel elles communiquent une saveur salée et une température assez élevée
pour l'empêcher de geler jusqu'à son embouchure dans le
Rhin, même par les plus grands froids.

Chapitre II.

HISTORIQUE DES SOURCES MINÉRALES DE WIESBADEN.

Dès la plus haute antiquité l'histoire nous fournit des données sur l'existence de nos thermes. Les premiers auteurs qui
ont écrit sur la Germanie, Tacite et Pline, en font mention,

ainsi que des anciens habitants de notre contrée, connus des Romains avant les autres tribus d'outre-Rhin à cause de la proximité du fleuve et du passage de Mayence. Suivant Tacite[1], ce furent les Usipètes qui occupèrent les premiers le pays de Wiesbaden, et peut-être qu'ils donnèrent leur nom à cette ville. Il furent chassés par les Cattes, la plus brave et la plus puissante des peuplades germaniques. Tacite nous apprend que ceux-ci se donnaient le nom de *Mattiaci*, sans doute, parce qu'ils habitaient le Wiesenbad ou Mattenbad (bain des Prairies, les deux noms sont synonymes). Pline[2] confirme ce qui précède, et nous dit de la manière la plus positive, soixante-dix ans après Jésus-Christ. *Sunt et Mattiacis, in Germania fontes calidi, quorum haustus triduo fervet; circa marginem pumicem faciunt aquæ.* « Il existe également de l'autre côté du Rhin, chez les Mattiaques, des sources thermales dont les eaux restent chaudes pendant trois jours; elles déposent sur leurs bords une sorte de pierre-ponce. » Quel usage ces tribus germaniques faisaient-elles de nos eaux thermales? L'histoire est muette sur ce point, mais la connaissance que nous avons de leurs mœurs en général, de leur passion pour se baigner dans les fleuves, et de leur coutume d'adorer la divinité dans des lieux célèbres par quelque phénomène extraordinaire de la nature, nous apprennent suffisamment quel genre d'attrait et d'utilité nos sources pouvaient leur offrir.

Ces tribus furent en partie subjuguées, en partie refoulées dans les forêts, par les Romains, et le territoire qu'elles occupaient, principalement la contrée de Wiesbaden, resta au pouvoir des vainqueurs. Ceux-ci la conservèrent comme point stratégique, et, sans doute aussi, à cause de l'abondance de ses eaux ménérales. Ils construisirent divers forts (castella) sur le Neroberg (montagne de Néron), le Rœmerberg, et sur le Heidenberg, et entretinrent des communications très-fréquentes

---

[1] Tacitus, *De situ, moribus et populis German.*, cap. 82.
[2] Plinius, *Hist. nat.*, liv. XXXI, chap. 17.

entre Mayence et les fortifications du Pfahlgraben (fossé des Pieux), rempart de 12 à 18 pieds de haut, muni de palissades, protégé par cinquante forts, et s'étendant par de là les hauteurs du Taunus pour servir de barrière contre les hordes germaniques.

La plus courte distance de Wiesbaden à ce Pfahlgraben, vers le nord-est, était de deux lieues; là se trouvait un castellum; on compte à peu près autant de Wiesbaden à Mayence, en se dirigeant vers le sud. Wiesbaden, fortifié par les Romains, était donc pour eux une position militaire importante pour maintenir libres les communications avec le Pfahlgraben et, d'un autre côté, offrait au soldat, épuisé par les fatigues de la guerre et de longues privations, les jouissances du bain si recherchées dans sa patrie.

Les forts du Heidenberg et du Rœmerberg étaient en communication directe avec les sources thermales, ainsi que le prouve la découverte de ruines romaines. Le fort du Heidenberg se reliait avec la source du Schützenhof. Lors de la construction de cet hôtel, en 1783, on découvrit des bains romains dont le parquet était dallé de belles briques parfaitement cuites et portant le cachet de la douzième légion. En 1807, on trouva dans le jardin de l'Aigle, tout près de la source, des substructions romaines. C'étaient les fondations d'un établissement thermal.

Le castel du Rœmerberg communiquait avec le Kochbrunnen. Lors de la construction du Rœmerbad (hôtel du Bain romain), on mit au jour les puissantes fondations d'anciens bains romains, dont l'une des étuves, bien conservée, serait encore en état de servir aujourd'hui.

En creusant les fondements du Schützenhof, on déterra une belle table votive que l'on a murée au-dessus de l'entrée principale de l'hôtel, de façon à être exposée à la vue des visiteurs. Elle est consacrée à Apollon par un centurion reconnaissant qui recouvra la santé par l'usage de nos eaux thermales, et nous fournit la preuve évidente que les Romains ne se servaient pas de ces dernières, par goût, ou dans un but de propreté seulement, mais aussi comme d'un moyen curatif très-efficace. Ils les prenaient en bains, et en boisson, conformément à une pratique fort répandue chez eux, et constatée par la découverte d'une multitude de vases en terre sigellée. Le sédiment de nos eaux était aussi employé par eux à un usage médical. Ils en fabriquaient des boules qui passaient pour un excellent remède contre la chute des cheveux. De nos jours, on en confectionne un savon (*Sinterseife*), auquel on attribue la même vertu. Martial[1], qui vécut cent ans après Jésus-Christ, nous fournit à ce sujet la citation suivante :

> *Si mutare paras longœvos cana capillos,*
> *Accipe mattiacas, quo tibi calva, pilas.*

« Vieille, si tu veux rajeunir ta chevelure, reçois ces boules « de Mattiacum, mais à quoi bon, tu es chauve. »

La plupart des anciens monuments de notre contrée attribués aux Romains nous viennent de la 22ᵉ légion qui, après la destruction de Jérusalem sous Titus, occupa Mayence, et y tint garnison pendant deux cent cinquante ans. En butte à de nombreuses agressions de la part des peuplades germaniques, les Romains se maintinrent néanmoins dans nos contrées jusqu'au quatrième siècle de notre ère. Alors apparurent les vaillants Alemani qui enlevèrent aux Romains toutes leurs possessions sur le Rhin. Ils étaient gouvernés par des rois résidant à Wiesbaden. L'un deux se nommait Harisbaud; un autre portait le nom de Macrien. Amien-Marcellin raconte que ce dernier prenait les bains à Wiesbaden l'an 370 après Jésus-Christ. C'était un ennemi déclaré des Romains. Valentinien, qui régnait alors à Trèves, envahit son territoire; mais Macrien, prévenu à temps, se fit placer sur un char léger et conduire dans les forêts en lieu de sûreté. L'empereur, furieux de n'avoir pu surprendre son ennemi, ravagea les États de Macrien, en fit un désert, et contraignit par là ce chef barbare à demander la paix.

---

[1] Martial, liv. LIV, épigr. 27.

Les Alemani conservèrent leur conquête jusqu'au cinquième siècle, époque à laquelle ils furent expulsés par les Francs, après une longue et opiniâtre résistance. Il ne paraît pas qu'ils aient apprécié la vertu de nos thermes. Les monuments de cette époque consistent en remparts circulaires, murs de défense, haches de guerre et en armes de toute espèce, et indiquent seulement qu'on attachait de l'importance à notre ville comme position militaire. On ne s'appliqua nullement à rendre l'usage de nos thermes plus facile et plus commode, au moyen d'établissements de bains, et, tandis que les Romains avaient pris les eaux dans des édifices destinés à cet usage, les Alemani, fidèles aux mœurs germaniques [1], se baignaient probablement à ciel découvert, et sans honte, dans l'eau chaude coulant librement à travers la prairie. Ce qui rend cette opinion très-vraisemblable, c'est l'existence d'un grand étang (*Badesee*), lequel, dans les temps les plus reculés, s'était formé au confluent des ruisseaux déjà nommés et du Warmebach. Il avait, dit-on, assez d'étendue pour être parcouru en nacelle, et se prolongeait jusqu'au Rhin. Nous devons cependant présumer que les pratiques des Romains, dont le génie civilisateur s'est répandu sur l'Allemagne entière, n'auront pas été complétement perdues pour nos établissements d'eau minérale, et que leur exemple aura, sous ce rapport aussi, modifié, dans la suite, les mœurs sauvages des peuplades germaniques.

Après le départ du peuple conquérant, nous manquons de documents historiques sur l'état de nos sources et sur le sort de notre contrée.

Pendant la période de l'occupation des Francs, nos bains restèrent l'objet d'une importance assez secondaire, ainsi qu'il est aisé de s'en convaincre en lisant l'histoire de cette époque. Les Francs, après s'être emparés des rives du Rhin et du Main, et y avoir consolidé leur domination, divisèrent le pays en *gaus* (grands districts administratifs). L'un de ces *gaus* ou districts

---

[1] Cæsar, B. G., L. 6., C. 21.

embrassait tout le versant sud-ouest du Taunus, et avait pour chef-lieu Wiesbaden. A la différence des autres *gaus*, dont l'administration était généralement confiée à des comtes (*Gaugrafen*), celui-ci resta, ainsi que la ville elle-même, sous la domination immédiate des rois et des empereurs francs comme partie intégrante de leur patrimoine privé. C'était donc un gau impérial. Comme tel, l'administration n'en était confiée à un gouverneur (avocat impérial) que pendant l'absence des empereurs et des rois. Notre pays jouit, à cette époque, de la faveur du souverain, et Wiesbaden ne tarda pas à acquérir de nombreux priviléges, des brefs de donation, des armoiries. La ville s'agrandit, et, en 965, sous l'empereur Othon Ier, elle fut élevée au rang de ville impériale et palatine (*Saal- und Pfalzstadt*). Au commencement du dix-huitième siècle on voyait encore sur le *Rœmerberg* les ruines d'un palais (*palatium*, *curtis regia*), construit autrefois pour l'empereur, et dont les décombres ont servi depuis à bâtir la rue qui porte le nom de *Saalgasse* (rue du Palais).

Pendant toute la période franque, l'histoire garde le silence, tant sur l'existence de nos thermes que sur l'emploi de nos eaux minérales. Des rois francs, des empereurs de cette race ont, il est vrai, fixé leur résidence à Wiesbaden, et, probablement, y ont pris les eaux; mais aucun document historique ne constate que tel ait été le but de leur séjour dans notre ville, et les monuments que cet âge nous a transmis, ainsi que nous venons de le dire, ne nous en apprennent pas plus à ce sujet que l'histoire.

Longtemps après, vers le onzième siècle, les comtes de Nassau parvinrent, par la générosité des empereurs allemands, à la possession de Wiesbaden et du territoire assez considérable qui en dépendait. Notre ville devint le lieu de leur résidence et la capitale de leurs États. Dans les siècles suivants elle essuya de grands malheurs, et fut ravagée, à différentes époques, par la guerre et l'incendie. Elle devint la proie du premier de ces fléaux, grâce aux contestations qui s'élevèrent entre ses ducs

et leurs belliqueux voisins, et à la suite de guerres plus importantes entre des nations auxquelles son territoire servit de
champ de bataille. Elle fut totalement détruite en 1281, lors
d'une dispute entre Adolphe de Nassau, celui qui monta plus
tard sur le trône impérial, et Godefroy, seigneur d'Eppstein.
En 1318, assiégée pendant quatre semaines par l'empereur
Louis V, elle ne dut son salut qu'à la solidité de ses fortifications. Elle éprouva, en 1417, de grands dommages, et fut en
partie ravagée à l'occasion d'une querelle entre l'archevêque
de Mayence et les seigneurs d'Eppstein, Godefroy et Everard ;
enfin, elle fut emportée d'assaut par Othon de Solms en 1496.

Malgré toutes ces calamités, la ville conserva un certain degré
de prospérité, et compta jusqu'à cinq cents bourgeois ; mais,
au seizième siècle, deux terribles incendies désolèrent la ville :
le premier, en 1547, détruisit toute la cité, à l'exception du
château et d'une vingtaine de maisons ; le second, en 1561,
réduisit en cendres cinquante-trois maisons, et le nombre des
bourgeois tomba au-dessous de cent. Le sort de nos pères fut
encore plus triste au dix-septième siècle, alors que la guerre
de trente ans étendit sur notre contrée la terreur qu'inspirent
le pillage et la violence la plus effrénée. Une partie des habitants
périt, une autre chercha son salut dans la fuite ; Wiesbaden
fut changé en un désert ; des ronces et des broussailles pous-
sèrent sur la place du marché ; l'on ne compta plus dans la ville
qu'une cinquantaine de feux, et bientôt après, une vingtaine
seulement. Dans une pareille détresse, aucun métier ne put
subsister, toute culture devint impossible, et, pour surcroît de
malheur, au fléau de la guerre se joignirent la famine et de
cruelles maladies. Les aliments les plus ordinaires atteignirent
un prix exorbitant. L'argent devint de plus en plus rare, et la
propriété foncière fut tellement dépréciée que des arpents
entiers se vendirent pour un morceau de pain. Enfin, d'après
Schenck, la peste désola Wiesbaden en 1624.

Cet enchaînement de calamités nous donne la mesure de l'état
de décadence dans lequel durent tomber, à cette époque, nos

établissements d'eau thermale. Sans doute, on ne put, même alors, méconnaître l'efficacité de nos sources. Quelques rares baigneurs y vinrent puiser la santé. Mais, au milieu des fléaux qui accablaient les habitants de notre ville, le développement régulier de la vie des bains n'en devint pas moins impossible. Des établissements qui s'étaient élevés à la faveur de quelques années de paix et de tranquillité furent détruits derechef par la guerre et l'incendie. D'après Schenk, les maisons de bains furent envahies et dévastées de préférence par le soldat pillard et destructeur. La plupart, à cause de la douceur de leur température, furent converties en écuries pour les chevaux, ainsi que de nombreuses traces l'attestèrent encore après de longues années. Néanmoins, nos sources thermales méritèrent, même en ces temps de malheur, de fixer l'attention de médecins et d'écrivains célèbres. Au seizième siècle, Tabernæ-Montanus, médecin à Spire, consacra à leur vertu médicale un article dans son *Trésor des eaux* (*thesaurus aquarum*). Vers la même époque, Etschenreuter les vante dans son livre sur les thermes. Au commencement du siècle suivant, Gaspard Hundorf écrivit son *Wiesenbrünlein* (fontaine des Prairies) de Wiesbaden : dans cet opuscule, l'auteur se loue beaucoup des heureux effets qu'il éprouva à la suite de l'usage de nos bains, et trace dans de jolis vers les règles et la diète à observer par les baigneurs. Il prescrit trois bains par jour : les deux premiers d'une heure chacun, le matin et à midi, et le dernier, de deux heures, le soir. Il recommande de ne pas les prendre trop chauds, et conseille aux malades l'usage modéré du vin, une joyeuse humeur, de la salade au souper et une fervente prière, le soir, pour clore saintement la journée. Il ne nous apprend rien, du reste, ni sur l'état de nos thermes, ni sur celui de notre contrée.

Weber, qui écrivit en 1636, est le premier à qui nous soyons redevables d'un traité spécial sur cette matière. On trouve dans son ouvrage une description de la zone thermale et de chaque source en particulier; de plus, une hypothèse sur l'origine des sources. L'auteur nomme plus de vingt-deux établissements de bains, en vante la distribut'on, la propreté, la modicité des prix, et fait un portrait flatteur des propriétaires de bains et des hôteliers, qui, loin d'être des hommes bourrus, se distinguent, dit-il, par leur caractère serviable, leur modestie, leur honnêteté et leur bonté. Il loue également le climat et la fertilité du territoire.

Weber trace, avec la plus grande précision, les règles du bain, et dresse pour cet objet deux échelles, dont l'une commence par un bain d'une demi-heure, et va en augmentant, à raison d'un quart d'heure par jour, jusqu'à ce qu'elle arrive au maximum, qui est de trois heures, pour redescendre ensuite la même progression en sens inverse; l'autre monte et descend à raison d'une demi-heure tous les deux jours. L'une ou l'autre progression devait être suivie deux fois par jour, avec cette différence que le bain de l'après-midi était d'une demi-heure moins long que celui du matin. Arrivé au point culminant de la cure, le patient se trouvait de la sorte immergé cinq heures et demie par jour. Ce médecin considère l'usage de l'eau thermale prise en boisson comme un accessoire, même comme un remède dangereux pour les baigneurs, et ne l'ordonne qu'avec les plus grandes précautions. Il en fixe la quantité à six onces, pour commencer, et permet d'aller en augmentant jusqu'à quatre livres.

On connaissait déjà à cette époque l'usage des bains de vapeur et des douches, et le sédiment des eaux s'employait en cataplasmes.

Suivant la nature de la maladie, on ajoutait aux bains de singuliers mélanges d'herbes médicinales, et les patients qui buvaient l'eau usaient en même temps d'une grande quantité de médicaments.

La méthode de Weber et ses préceptes paraissent avoir servi de guide aux baigneurs pendant tout le dix-huitième siècle, si ce n'est qu'on a peut-être administré les eaux à de plus fortes doses et à une température plus élevée.

Il parut encore dans ce siècle d'autres écrits sur nos eaux thermales, entre autres ceux de Hœrnigk (1637), Horst (1659), Geilfus (1668), Jacobi (1687). On a même lieu de s'étonner qu'après être devenues l'objet de travaux littéraires et scientifiques, elles n'aient pas acquis plus de renommée, et que leur fréquentation ne se soit pas augmentée d'une manière plus sensible. Cette sorte de défaveur, indépendamment des obstacles et des influences contraires mentionnés plus haut, pourrait s'expliquer par l'abus des bains administrés à une température trop élevée. Les effets préjudiciables de ces bains ont dû nécessairement les faire tomber en discrédit.

Plus tard, vers le commencement du dix-huitième siècle, on abandonna l'usage excessif des bains chauds pour en venir à des pratiques plus modérées, recommandées par les écrits de ce temps là. Melchior, d'abord (1697), justifie nos sources du reproche qu'on leur a fait d'être trop échauffantes. Rauch (1701) prouve leur efficacité, dans les cas les plus désespérés, chez des malades abandonnés par la médecine. Il prévient du danger de prendre les eaux, soit en bains, soit en boisson, à une température trop élevée, et recommande fortement les cures d'hiver, pour lesquelles on avait déjà pris des dispositions.

Le meilleur ouvrage sur les bains, qui ait paru à cette époque, nous vient de Juengken (1715), très-savant médecin de Francfort. On y trouve une description de nos sources, de leur origine, de leurs dépôts et du calorique qui leur est particulier. Cet auteur prouve que leur chaleur est identiquement la même que celle de toute autre liquide, et susceptible de se dissiper si on laisse l'eau exposée à l'action de l'air. Il nous fait voir que nos eaux n'ont rien d'échauffant par elles-mêmes ; que le tout est de savoir en faire un usage rationnel ; il nous dévoile quelques-unes des causes auxquelles il faudrait attribuer la mauvaise réputation des sources de Wiesbaden, dans ce temps-là, entre autres, l'égoïsme de certains médecins de Francfort qui, après avoir prêté leurs capitaux à Wiesbaden, trouvèrent plus avantageux, dans la suite, de les placer à Ems : à dater de

cette époque, les eaux de Wiesbaden étaient devenues trop
échauffantes, et celles d'Ems d'un emploi plus sûr.

Juengken loue beaucoup la bonne disposition de nos établissements de bains, et en donne une description détaillée par
laquelle nous apprenons que le nombre en était alors très-
restreint. Les deux plus importants, le *Schützenhof* et l'hôtel
de l'Aigle, ne possédaient que quatre baignoires chacun, mais
très-commodes, avec des chambres de bain précédées d'une
antichambre et munies de lits et de cheminées. Cet auteur
nous a laissé d'excellentes considérations sur les effets de nos
eaux thermales dont les principes minéralisateurs et la température sont, selon lui, les principaux agents ; sur le mode de
leur emploi, soit en boisson prise à petite dose, soit en bains
administrés avec modération, et dans le but de favoriser et
d'activer le traitement interne ; sur les modifications qu'il convient d'introduire dans le traitement, selon le tempérament
du malade ; sur la diète à observer par les baigneurs, ainsi que
sur le régime à suivre après la cure (*die Nachkur*).

Ces considérations sont tellement bonnes et judicieuses qu'elles
pourraient, encore de nos jours, servir de base au traitement
des eaux, et leur auteur contribua puissamment à faire naître
pour notre ville un avenir plus prospère.

Au dix-huitième siècle s'effacèrent peu à peu les traces qu'a-
vaient laissées, dans nos contrées, le bouleversement de la
patrie allemande, et les calamités locales dont Wiesbaden avait
été le théâtre. Après la conclusion de la paix de Westphalie,
Jean, comte de Nassau, retourna dans ses États, et s'efforça de
fermer les plaies de la guerre. La ville de Wiesbaden, veuve de
ses habitants, fut repeuplée. La concession de priviléges et de
certaines franchises fut l'appât dont ce prince se servit pour
attirer dans la ville des artisans et des artistes étrangers ; il
releva de leurs ruines les maisons de bains, et fit construire
l'église et l'Hôtel-de-Ville. Son successeur, George-Auguste
(1677), fut le continuateur de ses œuvres, en contribuant à
l'amélioration des établissements de bains et à l'agrandissement

de la ville, qu'il entoura d'une belle muraille, après avoir ordonné la destruction des vieilles fortifications.

De 1740 à 1748, la contrée eut beaucoup à souffrir de la guerre de succession ; mais ces désastres furent bientôt réparés, grâce à la faveur des princes qui nous gouvernaient alors. Le nombre des bourgeois, vers le commencement du dix-huitième siècle, était déjà de trois cents, et monta, cinquante ans plus tard, à plus de cinq cents.

A des circonstances locales si favorables vint s'adjoindre l'heureuse influence qu'exerça sur la fréquentation de nos thermes le progrès des sciences naturelles. La chimie, en faisant connaître l'analyse exacte des eaux, révéla la grande richesse en substances minérales qui distingue nos sources, et l'on put assigner à leur efficacité une cause réelle et scientifique. Leur vertu curative ne tarda pas à attirer l'attention de médecins distingués qui en recommandèrent l'usage dans leurs écrits, et parmi lesquels nous devons assigner le premier rang à Frédéric Hoffmann, le véritable réformateur de la balnéologie. Leurs préceptes, leurs méthodes perfectionnées, furent appliqués avec succès par des médecins tels que Speth et Ritter.

La situation de Wiesbaden, sa contrée embellie par la nature, le voisinage du Rhin qui facilite les communications avec les pays étrangers, tout ce qui jadis avait attiré sur nous l'invasion des hordes ennemies, se changea, sous les auspices de la paix, en attrait pour les baigneurs, et notre ville entrevit la brillante époque dans laquelle elle entra, au commencement du dix-neuvième siècle, après que les guerres de la révolution française eurent cessé de bouleverser l'Europe. Durant cette période, Wiesbaden était redevenu un lieu de passage pour les armées ; la sécurité des baigneurs fut de nouveau compromise ; le besoin général et les frais de la guerre avaient tari les ressources que la commune et le gouvernement consacraient à l'embellissement de la cité. Mais, à partir de la paix de 1815, la ville prit un développement d'autant plus rapide qu'il avait été, jusque là, comprimé violemment, et parvint à un degré d'extension que peu de bains allemands ont atteint jusqu'à ce jour.

Les bienfaits d'une paix durable et la vertu merveilleuse de nos eaux ne furent pas les seules causes de l'impulsion que reçurent nos établissements de bains. Wiesbaden étant devenu la capitale du duché de Nassau, après la réunion des deux branches valramiques, des embellissements sur une plus vaste échelle, des constructions grandioses rehaussèrent notre ville, et donnèrent un essor plus rapide à la vie des bains. De leur côté, les habitants, s'engageant de plus en plus dans la voie du progrès, favorisèrent la fréquentation des eaux, jetèrent les fondements de leur bien-être, et contribuèrent à la prospérité de l'ensemble par le succès de leurs entreprises particulières.

C'est surtout à nos médecins de cette époque que nos eaux sont redevables de leur brillante réputation. Ils l'ont fondée par leurs écrits et par la pratique la plus active, la plus infatigable. Pendant les vingt premières années de ce siècle, ce furent Ritter, Lehr et Rullmann, plus tard Peez et Richter, qui méritèrent par là l'éternelle reconnaissance des Wiesbadois. Peez introduisit des modifications essentielles dans le mode de l'emploi des eaux thermales, en restreignant l'usage encore excessif du bain sous le rapport de la durée et de la température, et en donnant plus d'extension à l'usage interne des eaux. Il pose en principe que les eaux, prises en boisson, agissent surtout par leur composition chimique, et que c'est principalement à leur température qu'il faut attribuer leur vertu curative, lorsqu'on les emploie en bains. Il combat l'usage invétéré de cette multiplicité de médicaments ordonnés aux malades, pendant la cure, en rappelant l'adage d'un célèbre Hippocraticien : « Plus nombreuses « sont les drogues, moins vaut le médecin. » C'est à lui que nous devons l'invention du savon dit *Sinterseife*, dont il fit un emploi très-étendu. Par ses recommandations et celles de Richter, les cures d'hiver furent introduites chez nous, et l'industrie des bains s'agrandit d'une nouvelle branche d'exploitation.

La volonté de tous tendant ainsi vers un but commun, et les plus nobles efforts s'associant, à l'envi, pour rendre accessibles à l'humanité souffrante les trésors que la nature a répandus avec profusion, nos établissements thermaux parvinrent, dans un temps relativement très-court, à un degré de splendeur qui les place au premier rang parmi les bains européens. Pour rendre sensible cette marche ascendante, ce progrès rapide, il suffit de comparer le chiffre des baigneurs et des habitants de notre ville, en 1800, avec celui que présenta l'année 1850. Le nombre de visiteurs, en 1800, fut de 900, celui des bourgeois, de 500 ; en 1850, Wiesbaden comptait 2000 bourgeois, 14,890 baigneurs et 8107 visiteurs. Il est vrai de dire que la saison de 1850 fut extraordinairement brillante, à cause du séjour du comte de Chambord et, sans doute aussi, à cause des saisons manquées de 1848 et 1849. Cependant, les autres saisons ne le cèdent guère à celle de 1850, et la liste des étrangers, en 1852, atteignait le chiffre de 15,800, déjà au mois de septembre. En comparant les saisons les plus récentes avec celles plus anciennes, on constate donc, en exceptant l'année 1850, une augmentation progressive constante. Chaque année voit s'augmenter le nombre des cabinets de bains, des hôtels garnis publics et privés, et l'on peut assurer que Wiesbaden, malgré son développement actuel, n'a pas encore atteint l'apogée de sa grandeur.

Chapitre III.

DE LA VILLE DE WIESBADEN ET DE SES HABITANTS.

L'emplacement qu'occupe le Wiesbaden actuel comprend la région des sources, s'étend de là, dans la direction du sud-ouest, vers le Rhin, et s'élève, du côté du nord et du nord-ouest, sur les collines du Heidenberg et du Rœmerberg. La ville se divise donc naturellement en trois quartiers : la vieille ville, bâtie sur la zone thermale ; le nouveau quartier, du côté du Rhin, et la partie haute, sur le penchant des collines, au septentrion.

La vieille ville occupe le terrain qui fut, depuis des siècles, le théâtre de notre histoire, et qui eut, dès les temps les plus reculés, une double importance, comme établissement thermal et comme position stratégique, ainsi que le constate l'état des lieux. Un mur long d'environ 650 pieds, ayant de 15 à 20 pieds de hauteur sur 10 d'épaisseur, prenait naissance sur le Heidenberg et, de là, descendait en traversant le bassin de Wiesbaden, dans une direction parallèle au Rhin. Des restes de ce mur sont visibles près de l'ancien cimetière dont ils forment en partie l'enceinte, du côté de l'est, et s'appellent, encore aujourd'hui, le mur des Païens (*die Heidenmauer*). Il divisait la ville en deux parties. L'une, où se trouvaient toutes les sources, à l'exception de celle du Schützenhof, était habitée par les anciens Usipetes et les Mattiaques; l'autre, occupée et fortifiée par les Romains, comprenait la source du Schützenhof, ainsi que l'attestent les antiquités qui furent mises au jour lors de la construction de cet hôtel. Il existait donc deux Wiesbaden, l'un romain, l'autre germanique. Après le départ des Romains, cette disposition des lieux ne subit que des changements insignifiants, car les Alemani, en possession de ce territoire, ne tardèrent pas à être contraints d'utiliser les fortifications de leurs prédécesseurs pour résister à de nouveaux conquérants. Il en fut de même, sous le rapport des changements, pendant la période franque, et il est à supposer que, sous la domination généralement tranquille et pacifique de cette race, les travaux de défense des Romains tombèrent peu à peu en ruines. Le seul accroissement que la ville reçut à cette époque fut le palais impérial dont nous avons déjà parlé, lequel, d'ailleurs, était situé en dehors de la région des sources, sur le penchant du Rœmerberg.

Notre ville ne subit de changements notables qu'à partir de la domination des comtes de Nassau. Un château seigneurial, ceint de fortes murailles, s'éleva dans la partie méridionale de la région des sources; plus tard, une seconde enceinte de murs et de fossés, dans laquelle on fit entrer du côté de l'est une partie du mur des Païens, fut conduite autour d'un quartier du Wiesbaden romain qui comprenait également le château. Enfin, la ville entière fut entourée d'une troisième enceinte fortifiée, et devint, pour ce temps-là, une forteresse de premier ordre. Ces travaux furent exécutés avec le concours de toutes les communes environnantes dont les habitants obtinrent, en récompense, le droit de se réfugier en ville en temps de guerre, Cet état de choses subsista sans modifications importantes jusqu'au commencement du dix-huitième siècle. Alors murs, remparts et fossés furent rasés, le terrain qu'ils occupaient fut en partie surbâti, en partie converti en rues et en jardins; les trois enceintes ne formèrent plus qu'une seule ville entourée d'une muraille commune. Celle-ci disparut, à son tour, au commencement du dix-neuvième siècle, lorsque Wiesbaden, devenu capitale du duché et une ville de bains des plus florissantes, s'étendit à la fois vers le sud-est et le nord, et s'agrandit de deux quartiers nouveaux. De nos jours, elle s'est accrue vers l'est, le sud et l'ouest, d'une ceinture d'élégantes villas, qui lui donnent un aspect des plus riants. Ouverte de tous les côtés, bordée de majestueuses allées de platanes, et coupée à angle droit par de larges rues, elle est réellement d'une apparence fort belle. Presque toutes les maisons en sont neuves, même dans le vieux quartier où des constructions modernes ont remplacé les anciennes. Elles sont bâties avec de bons matériaux, la plupart en briques, commodément distribuées et fort saines. La plupart sont pourvues de corridors fermés, et, pendant la mauvaise saison, protégées contre le froid, au moyen de doubles portes et de doubles fenêtres. La propreté y est maintenue rigoureusement, ainsi que dans les rues.

Les objets de consommation servant à l'approvisionnement de Wiesbaden sont de bonne qualité, et soumis d'ailleurs au contrôle d'une police sévère. De la fertile Wetteravie et de la vallée de la Lahn nous tirons le bœuf, le mouton et le porc.

Les hauteurs boisées du Taunus nous livrent le gibier; le Rhin le poisson. Les légumes et les fruits, de qualité supérieure, viennent de nos jardins ou des bords du Rhin. Le vin et la bière sont les boissons ordinaires du pays; le premier, d'une qualité exquise, se récolte en partie dans nos vignobles, en partie dans le Rhingau et le Palatinat (Bavière rhénane).

La population de Wiesbaden s'élève à 18,000 âmes environ, dont 14,000 protestants et 3,500 catholiques. La religion catholique-allemande compte environ 300 fidèles, et la communauté israélite, 350.

L'ancien temple évangélique est devenu, il y a quelques années, la proie des flammes. En attendant l'achèvement du nouveau temple, magnifique monument dans le style gothique, le culte est célébré dans une chapelle du palais ducal.

L'église catholique, toute neuve, est fort belle de proportions et de style; elle est placée sous l'invocation de saint Boniface, apôtre de la Germanie, et premier évêque de Mayence.

Les catholiques allemands célèbrent leur office dans un local privé. La synagogue est spacieuse, et répond complétement à l'importance de notre communauté israélite.

Il y a en outre une chapelle grecque, et un service religieux pour les Anglais. Ce dernier est célébré, quant à présent, dans un local privé; mais une collecte très-abondante, à laquelle ont même contribué des Anglais non-résidants à Wiesbaden, est destinée à la construction d'un temple. La ville a concédé à cet effet un terrain convenable.

Le culte catholique-grec est célébré par un pope qui vint ici à la suite de feu la duchesse Élisabeth, grande-duchesse de Russie. Il se tient dans le mausolée où reposent les cendres de cette princesse, monument merveilleux, de style oriental, qui s'élève près de la ville, sur une hauteur boisée, et qui est de l'effet le plus pittoresque.

La ville possède deux gymnases, un institut agricole, une école supérieure de filles, plusieurs écoles élémentaires et d'excellents pensionnats pour jeunes gens et pour demoiselles, très-fréquentés par les étrangers.

Les sciences et les beaux-arts sont encouragés par des sociétés privées, parmi lesquelles on cite honorablement la société artistique, la société musicale, la réunion de chant et le comité des embellissements. Un riche musée, propriété nationale, contient diverses collections d'antiquités, d'histoire naturelle et de peinture, ainsi qu'une bibliothèque; les étrangers y sont admis avec empressement. Il y a en outre des cabinets de lecture bien tenus, et un théâtre, richement doté, où l'on joue avec succès l'opéra, la comédie et le drame.

La bonne société se réunit pendant la majeure partie de l'année au *Cursaal* (maison de Conversation), où elle trouve tous les plaisirs, tels que concerts, bals, jeux, promenades sous les frais ombrages d'un beau parc au bord de l'eau, etc. En hiver, on organise des soirées et des bals privés auxquels les étrangers sont facilement admis.

La police hygiénique et médicale est confiée à la surveillance active et incessante d'un médecin expérimenté. Enfin, les pharmacies de la ville, au nombre de trois, placées sous le contrôle des agents du gouvernement, sont tenues par des hommes qui ont donné d'excellentes garanties de leur savoir et de leur aptitude.

Chapitre IV.

DU CLIMAT ET DE L'ÉTAT SANITAIRE DE WIESBADEN.

Les influences climatériques jouant un rôle dans les effets des eaux minérales, il importe presque autant au médecin étranger de connaître le climat d'une ville de bains que la composition chimique des eaux elles-mêmes. Sans cette connaissance, il ne saurait les prescrire au patient avec discernement, ni, par conséquent, avec espoir de succès.

Le climat de Wiesbaden présente des particularités remarquables, et diffère très-sensiblement de celui des localités voisines. Il mérite donc d'être connu d'une manière toute spéciale. Nous allons essayer, en nous basant sur des observations bien vérifiées, de dégager et de mettre en évidence les diverses causes qui le produisent.

Par climat, j'entends le produit de toutes les influences météoriques et terrestres, en d'autres termes, la somme de certaines propriétés du sol et de l'atmosphère dans un lieu donné.

Nous avons présenté, au chap. Ier, une esquisse de la topographie de notre bassin thermal, et nous nous sommes réservé de traiter au chap. VI de sa structure géologique. Pour le présent, nous nous bornerons à exposer les influences météoriques de notre climat, c'est-à-dire les rapports de température, d'humidité, d'électricité et de lumière qui le caractérisent, ainsi que l'état de sérénité ou d'agitation de l'air, et les courants atmosphériques qui prédominent dans notre contrée.

Les fluctuations de la température de notre localité et de celle des environs ont été observées avec soin, pendant une série d'années, par des membres de la Société d'histoire naturelle et par des particuliers. Le résultat de ces observations a prouvé que la température moyenne de Wiesbaden est de 1/2 à 1 1/2° R. plus élevée que celle du voisinage immédiat de la ville, et de 2 à 3° R. au-dessus de celle de la contrée avoisinante. Le compte rendu annuel de cette Société donne les moyennes suivantes pour Wiesbaden, pour Cronberg, qui est également situé sur le versant méridional du Taunus, et pour Neukirch dans le Westerwald.

	Wiesbaden.	Cronberg.	Neukirch.
Moyenne de 1845	+ 7°,83 R.	+ 7°,14 R.	+ 5°,25 R.
» de 1846	+ 9°,30 R.	+ 8°,25 R.	+ 6°,39 R.

En prenant la moyenne de ces deux années, on trouve, pour Wiesbaden, + 8°,56 R.; d'après Bouvard, la moyenne de la zone tempérée est de 4°,64 à 5°,42; il en résulte pour Wiesbaden une différence en plus de 3° à 4° R.

Les observations de la Société d'histoire naturelle ont été

faites dans la nouvelle ville, c'est-à-dire en dehors de la région
des sources ; des expériences plus récentes, faites depuis dans
cette zone, indiquent une température encore plus élevée.
Peez[1] estime que le rapport de la température de la zone thermale et de celle de la nouvelle ville est le même que celui existant entre cette température et celle des environs. Les observations sur la température de la vieille ville sont dues à Müller[2] ;
en les comparant avec les résultats obtenus par la Société d'histoire naturelle, dans la nouvelle ville, on constate les différences
suivantes :

1845.

Avril	maximum	vieille ville	15° R.
		nouvelle ville	12°,9 R.
	minimum	vieille ville	5° R.
		nouvelle ville	5° R.
Mai	maximum	vieille ville	18° R.
		nouvelle ville	15°,9 R.
	minimum	vieille ville.	8° R.
		nouvelle ville	5°,6 R.
Juin	maximum	vieille ville	22°,6 R.
		nouvelle ville	20°,7 R.
	minimum	vieille ville	12° R.
		nouvelle ville	10°,8 R.

Le climat de Wiesbaden se recommande surtout par l'égalité
de sa température. Les variations du thermomètre pendant la
journée et dans l'intervalle d'un mois à l'autre sont relativement faibles, circonstance bien plus importante pour une ville
de bains que l'élévation même de la température. D'après Müller, l'accroissement moyen, du matin à midi, pendant quatre
années, a varié de 4° à 5° R., et l'abaissement de midi au soir,
de 2° à 6°. Les variations observées dans d'autres endroits sont
beaucoup plus considérables. Jamais on n'a lieu de constater

[1] *Opuscule sur les cures d'hiver à Wiesbaden.*
[2] *Topographie de Wiesbaden.*

chez nous des sauts brusques, si ce n'est accidentellement, en temps d'orage.

Notre ville, par sa situation au milieu d'un bassin entouré de montagnes et ouvert d'un côté seulement, vers le sud, est parfaitement abritée des vents, surtout la zone thermale dont les édifices sont adossés contre le talus méridional du Taunus, et protégés, à l'est et à l'ouest, par les contre-forts de cette chaîne.

La force des vents y est comparativement plus faible que dans les localités voisines, ainsi que le constatent les observations météorologiques de la Société d'histoire naturelle. Voici à ce sujet les résultats comparatifs de deux années :

La somme annuelle de la force des vents, exprimée en chiffres, fut en 1845 pour Wiesbaden 1023
» pour Cronberg 1092
» pour Neukirch 1091
en 1846 pour Wiesbaden 1134
» pour Cronberg 1478
» pour Neukirch 2916

N'oublions pas que les expériences ont été faites dans le nouveau quartier, et que la vieille ville est bien mieux abritée encore par les collines environnantes et les maisons mêmes des quartiers neuf et supérieur.

Le résultat des observations de la Société d'histoire naturelle sur la direction des vents, faites pendant les années 1845 et 1846, trois fois par jour, nous fournit les indications suivantes :

	Ouest.	Sud-ouest.	Sud.	Sud-est.	Est.	Nord-est.	Nord.	Nord-ouest.
1845.	344	111	85	48	145	87	86	127
1846.	336	124	57	63	146	69	115	108
	680	236	142	111	271	156	201	235

Les variations de l'atmosphère amènent plus de jours sereins que de jours sombres; le rapport de la Société nous fournit sur ce point les chiffres suivants :

1845. 226 jours sereins, 139 pluvieux ou neigeux.

1846. 181 jours sereins, 178 sombres, dont 80 jours de pluie et 13 de neige.

Les pluies sont moins fortes et moins fréquentes que dans la contrée avoisinante; la masse d'eau pluviale fut en

1845 pour Wiesbaden	2′	8″	11‴	
» pour Cronberg.	3′	4″	9‴,4	
» pour Neukirch	5′	0″	10‴	
1846 pour Wiesbaden	1′	9″	5‴,1	
» pour Cronberg.	2′	9″	2‴,1	
» pour Neukirch	1′	7″	11‴,4	

On ne possède en général que des données très-incomplètes sur l'état électrique de l'air, et il en est de même, sous ce rapport, pour Wiesbaden en particulier. Cependant les recherches les plus récentes de Faraday[1] jettent un jour nouveau sur cette intéressante matière, en nous apprenant que l'électricité fixe de l'atmosphère, laquelle est positive, augmente avec le froid. Nous devons en inférer que chez nous la tension électrique de l'atmosphère est d'autant plus faible que la température en est plus élevée; comme d'ailleurs, avec la fréquence du vent d'est, cette électricité devient également plus intense, nous avons un motif de plus pour conclure qu'elle est peu considérable dans notre bassin où dominent les vents d'ouest, de nord-ouest et de sud-ouest. Quant à l'électricité flottante, comme elle augmente et diminue avec les oscillations de la pression atmosphérique, et devient surtout sensible en temps d'orage et d'ouragan, elle doit également être très-faible chez nous, ces phénomènes y étant plus rares que dans d'autres localités.

Le niveau du baromètre est également chez nous d'une constance remarquable, et, si l'on compare les oscillations de la colonne mercurielle à Wiesbaden avec celles qu'elle présente

[1] London, *Med. gaz.*, 1850.

dans d'autres localités du Taunus, on trouve que les premières sont comparativement très-faibles. D'après une série d'observations de quatre années, de Müller, la hauteur barométrique de Wiesbaden est comprise entre 27″ 6‴ et 28″ 3‴.

L'*Annuaire de la Société d'histoire naturelle* indique pour la moyenne de quatre années, à la température zéro, 333, 82 lignes de Paris.

Nous ne pouvons traduire en chiffres le degré d'humidité de notre atmosphère, faute d'observations hygrométriques suffisantes. Celles que nous possédons tendent à prouver que l'humidité de l'air est, dans notre ville, plus considérable que dans les autres localités de la région méridionale du Taunus. Cette humidité provient de la grande quantité de vapeur d'eau qui se dégage tant des sources thermales mêmes que du sol échauffé par ces dernières. La luxuriante végétation dans l'intérieur de la ville et celle des alentours y contribuent puissamment, surtout le voisinage de magnifiques forêts de hêtres, lesquelles, sous d'autres rapports encore, exercent une influence bienfaisante sur l'état de notre atmosphère pendant les grandes chaleurs. Cependant, comme les sources thermales sont la cause principale de notre état hygrométrique, il doit s'ensuivre que dans la vieille ville l'air est plus chargé d'humidité que dans les autres quartiers.

Si nous réunissons les données ci-dessus sur les influences météoriques et terrestres, nous trouvons, en somme, un climat qui présente, comme caractères prédominants, une température élevée, une atmosphère égale et tranquille, et un degré d'humidité modérément développé; un climat différant essentiellement de celui des contrées voisines, et qui semble appartenir à quelque province de l'Italie septentrionale ou du midi de la France. Ces données nous font voir en outre que les caractères de notre climat ne sont pas également prononcés dans la ville entière; qu'on y remarque une sorte de gradation lorsqu'on part des nouveaux quartiers pour se rapprocher de la région thermale, où ils se manifestent dans toute leur force.

Ces caractères influent d'une manière très-sensible sur le
cours des saisons. Le printemps commence chez nous de bonne
heure, et ne tarde pas à se transformer en été; l'été est très-
long, et les chaleurs en sont plus vives et plus lourdes que
dans les environs; l'automne se prolonge jusqu'au milieu,
quelquefois jusqu'à la fin de novembre, et l'hiver est relativement court et tempéré.

Notre climat agit principalement sur la végétation de nos jardins, qui se réveille de son sommeil hibernal lorsque dans des
contrées beaucoup plus méridionales tout est encore enseveli
sous la neige et la glace. Par cette action vivifiante elle y devient d'une richesse, d'une exubérance rare, produit en été des
fleurs d'une grande beauté, en automne des fruits exquis, tels
qu'on n'en trouve que dans les contrées les plus tempérées.
Dans l'arrière-saison la plus reculée, elle brille encore par sa
fraîche verdure, quand ailleurs le vent du nord a depuis longtemps dépouillé les arbres de leur feuillage.

On ne saurait, d'autre part, méconnaître les effets de notre
climat sur l'état sanitaire, sur le bien-être physique de nos
habitants, et sur la nature des maladies dont ils sont affectés.
Tantôt ces propriétés climatériques atténuent ou suppriment
complétement les causes de certaines affections morbides, notamment celles si fréquentes dans la zone tempérée qui proviennent de l'inégalité des saisons, comme le froid, les changements brusques du baromètre, les courants d'air, la sécheresse
de l'atmosphère. Tantôt elles exercent une action plus directe
sur le corps humain, soit en y combattant, soit en y favorisant
le développement de certaines maladies.

Les effets physiologiques généraux qui doivent résulter de
notre constitution climatérique sont les suivants :

L'air étant d'une température généralement élevée, enlève
au corps peu de calorique et, par là, favorise l'échange moléculaire et les excrétions; l'humidité dont il est chargé amollit
la peau, en diminue la tension, et produit un relâchement général des nerfs de la périphérie. Raréfié par la chaleur et saturé

de vapeur d'eau, il fournit à la respiration une moindre quantité d'oxigène; l'artérialité et la plasticité du sang se trouvent affaiblies, la formation du sang veineux, au contraire, favorisée, et l'activité du système nerveux abaissée. La pression égale de l'atmosphère permet la répartition normale des liquides, et éloigne de la périphérie cette irritation qui se déclare si volontiers à la suite des oscillations du baromètre.

L'expérience vient confirmer pleinement les déductions ci-dessus. Les maladies combattues par les influences qu'exercent sur l'organisme humain les propriétés d'un climat comme le nôtre ne se présentent chez nous que rarement. Tels sont : les affections inflammatoires, l'irritation des organes de la respiration et des muqueuses, la goutte, le rhumatisme, les tubercules pulmonaires, la plasticité anormale du sang, les hémorrhagies, les maladies nerveuses provenant de l'irritabilité morbide de la périphérie, et, quand par accident elles se manifestent, elles présentent toujours ce caractère gastéro-nerveux qui est dû aux influences du climat. Par contre, nous rencontrons les fièvres gastriques et nerveuses, les engorgements du bas-ventre, la prédominance morbide du système veineux, l'hypocondrie, les pâles couleurs. Mais il est indubitable que les inconvénients de notre climat sont compensés, et au delà, par ses avantages, ainsi que le prouve le chiffre de la mortalité et de la vie moyenne des habitants de Wiesbaden. Les maladies endémiques, si communes dans d'autres contrées d'une situation basse, sont inconnues chez nous. La fièvre intermittente est, pour nos médecins, une anomalie, et les étrangers qui en sont atteints avant leur arrivée ne tardent pas à en guérir, même sans traitement.

Remarquons, en passant, que le choléra, qui a visité à deux reprises les bords du Rhin, n'a pas éclaté dans notre ville, quoiqu'il eût pénétré jusqu'aux villages environnants. D'après la statistique de Müller, la mortalité annuelle de Wiesbaden est de un sur quarante; elle n'est donc pas plus forte que celle des campagnes.

Résumons, en finissant ce chapitre, tous les avantages que nous venons d'énumérer, la douceur du climat, la bonne qualité des produits du sol, la construction solide et les proportions spacieuses des édifices, la propreté des rues, l'éloignement de toutes les industries dont le voisinage est préjudiciable à la santé, et nous aurons convaincu, même nos détracteurs, que Wiesbaden, si renommé pour sa salubrité, n'est pas au-dessous de sa réputation.

Chapitre V.

ÉTABLISSEMENTS POUR L'USAGE DES EAUX MINÉRALES DE WIESBADEN.

Nos sources minérales chaudes servent toutes aux usages des baigneurs; parmi les froides, une seule, le Faulbrunnen. Depuis que celle-ci a été nouvellement encaissée, on en prescrit les eaux assez fréquemment et non sans succès; c'est d'ailleurs une boisson agréable, dont les habitants de la ville usent largement, et à laquelle ils attribuent de bons effets dans des cas de maladies aiguës.

D'ordinaire les baigneurs ne boivent que les eaux du Kochbrunnen, de l'Aigle et du Schützenhof, non que les autres sources ne soient également propres à cet usage, mais parce qu'elles ne jouissent pas d'une aussi belle situation.

Toutes nos sources thermales fournissent des bains. Quelques-unes jaillissent dans l'enceinte même de nos établissements; d'autres sont dirigées, au moyen de conduits, vers des points plus ou moins éloignés. On charge également les eaux dans des tonneaux qu'on expédie en ville.

Les deux premières manières sont également bonnes, puisque l'eau renfermée dans des tuyaux parfaitement clos, ne saurait perdre de sa vertu. Le troisième procédé est moins sûr, parce que le liquide étant exposé pendant quelque temps au contact de l'air, une partie des principes minéralisateurs qu'il renferme doit se précipiter. La perte qui en résulte est, il est vrai, insignifiante, et peut être négligée sans inconvénient dans l'emploi des bains.

On administre les bains dans des cuves ou dans des bassins creusés dans le sol. Les premières servent dans les hôtels particuliers; lorsqu'elles sont spacieuses et qu'on observe les précautions usitées en pareil cas, il n'y a rien à y objecter. Les seconds, en usage dans les établissements de bains proprement dits, sont bordés de marbre ou de grès, et revêtus de maçonnerie.

Nos établissements de bains sont au nombre de trente-quatre, et il s'en crée de nouveaux d'année en année. On y compte huit cent cinquante bassins ou baignoires dont la capacité varie entre 200 et 300 pintes, et qui sont munis de deux robinets pour introdure à volonté l'eau chaude ou la froide. La première dérive directement de la source; l'eau froide est fournie par un réservoir particulier. Dans un grand nombre d'établissements on fait usage d'un troisième robinet, servant à l'introduction de l'eau douce avec laquelle les médecins ordonnent fréquemment de couper l'eau minérale, trop forte pour certains malades.

Les bassins sont de forme carrée ou oblongue, et l'on y descend par quelques marches. Chaque bassin a son cabinet à part, isolé complétement, ou séparé des autres par une simple cloison. Conformément à un arrêté de police, il doit y avoir, dans chaque chambre de bain, une sonnette et un thermomètre. Le service des baigneurs est confié à un domestique surveillant et à une femme de charge (*Bademeister* et *Badefrau*). Dans chaque établissement on trouve des appareils à l'usage des personnes paralytiques ou impotentes, au moyen desquels on les descend dans le bain sur des chaises à rouleaux. On y trouve en outre des douches ordinaires, des douches ascendantes ou descendantes, sous forme de cascade ou de pluie.

Les bains de vapeur sont tenus de préférence par les établissements situés à proximité des sources, et consistent en cellules closes pour recevoir le corps entier, ou en appareils destinés à renfermer une partie du corps seulement. Ils re-çoivent directement de la source les vapeurs et les gaz qui s'en dégagent.

Parmi nos sources thermales, il en est d'assez abondantes pour suffire à l'alimentation de plusieurs maisons de bains. Le Kochbrunnen en fournit neuf, l'Aigle quatre, le Schützenhof et le Miroir deux.

Nos hôtels appartiennent tous à des particuliers qu'une louable émulation porte à ne rien négliger pour l'amélioration du service. L'arrangement intérieur diffère par le luxe et l'élé-gance, suivant les prix. Même les plus modestes ne laissent rien à désirer sous le rapport de la commodité et de la propreté. Les uns répondent aux goûts de l'opulence; d'autres sont acces-sibles à la plus humble fortune.

La célébrité de nos eaux est due à l'emploi qui en a été fait sur les lieux mêmes. Prises loin de la source, elles n'agissent plus qu'imparfaitement.

Il s'en fait, cependant, des envois considérables en cruchons, pour l'usage interne. Chaque année on en expédie des milliers dans toutes les parties du monde. Ce commerce date de long-temps, ainsi que nous l'apprend Juengken. En 1714, par exemple, le roi d'Angleterre en fit venir mille cruchons à Londres et à Hanovre. Quand le remplissage s'en fait avec pré-caution, et qu'on bouche les cruchons avec rapidité, de ma-nière à éviter le contact de l'air, l'eau ne subit qu'une altéra-tion insignifiante dans sa composition chimique, et peut servir à l'étranger sans inconvénient. On l'emploie ainsi, fréquem-ment, pour les traitements préparatoires, et pour ceux ordon-nés aux malades après la cure.

Tout propriétaire de sources peut vendre son eau comme bon lui semble; cependant l'administration des hospices est spécialement chargée de l'opération du remplissage et de l'em-ballage laquelle, se trouvant ainsi contrôlée, offre aux con-sommateurs toutes les garanties désirables, et la certitude qu'aucune des précautions nécessaires n'a été omise.

Chapitre VI.

DESCRIPTION DU VERSANT MÉRIDIONAL DU TAUNUS.

La chaîne du Taunus, dont le versant méridional comprend le territoire de Wiesbaden et des environs, exerce une puissante influence sur l'état et sur la nature de nos localités, non-seulement en donnant naissance aux sources thermales, véritables artères de notre bien-être matériel, mais encore en agissant d'une manière très-sensible sur la végétation, sur la constitution du règne animal, et même sur celle des habitants.

Cette influence s'explique aisément. Il est évident que la configuration topographique du Taunus, la hauteur, la direction et la disposition de ses montagnes et de ses vallées, la richesse de ses eaux constituent les principales causes de notre climat. Les effets de ce climat, joints à ceux de la disposition géologique des roches et de la composition chimique du sol de la montagne, produisent notre riche et luxuriante végétation. De celle-ci dépend nécessairement le règne animal. L'un et l'autre règne, ainsi que le climat et la qualité de l'eau, exercent à leur tour une action multiple sur le développement physique de l'homme. Enfin, celui-ci, en même temps qu'il entre dans la voie du perfectionnement intellectuel et moral, veut utiliser les propriétés du sol sur lequel il vit, et aspire à dominer les forces de la nature. Par là s'établit une réciprocité de rapports, lesquels en réagissant sur la direction de son esprit, sur son éducation intellectuelle, déterminent le genre de ses occupations et le degré auquel il est appelé sur l'échelle de la civilisation.

Il convient donc de jeter un coup d'œil attentif sur la disposition générale et sur la nature des différentes roches de cette chaîne.

Sous le rapport géographique et géologique, le Taunus fait partie du système rhénan, lequel est formé par le schiste de transition, et situé entre 22° et 26° 30′ longitude est, et 50° et

51° 50′ latitude nord. Ce système s'étend de l'est à l'ouest, depuis la Meuse et la Sambre jusqu'à la ligne séparative des eaux du Rhin et du Weser, et, dans le sens du sud au nord, depuis les bords de la Nahe et du Main jusqu'aux plaines basses des Pays-Bas et de la Westphalie.

Deux chaînes dépendantes de ce système traversent le duché de Nassau : l'une au nord, le Westerwald; l'autre au midi, le Taunus. Celui-ci prend naissance à Nauheim, et se prolonge dans la direction du nord-est au sud-ouest jusqu'à Asmanshausen, à travers une partie de la Hesse électorale, de Hesse-Darmstadt, de Hombourg et du duché de Nassau, et se continue de l'autre côté du Rhin par la chaîne du Hundsrücken. Long de dix-huit lieues, sur huit ou neuf de largeur, il est borné par le Rhin, le Main et la Lahn. Son versant sud, en face du Rhin et du Main, est abrupt, et se développe en partant du point culminant, le Feldberg, jusqu'à la plaine, sur une étendue de trois lieues. Du Niederwald aux rives du Rhin, il n'a qu'une lieue et demie de largeur. Au nord, vers la vallée de la Lahn, il descend en pente douce, et s'avance par de longs contre-forts jusqu'aux bords de cette rivière, sur une distance de six à huit lieues. Sa ligne de faîte consiste en une suite de sommets coniques, séparés par de hautes vallées, dont quelques-unes, très-faiblement déprimées, forment des espèces de plateaux.

Les plus hautes cimes s'élèvent au nord-est. Nous citerons le grand Feldberg, mesurant 2721 pieds au-dessus du niveau de la mer; le petit Feldberg, 2482 pieds, et l'Altkœnig, 2449 pieds. Dans la région moyenne de la chaîne, les points culminants sont la Platte, 1418 pieds, le Trompeter, 1485 pieds, et le Hohewurzel, 1781 pieds, situés tous trois derrière la ville de Wiesbaden à laquelle ils servent de rempart contre les vents de la région septentrionale. A l'autre extrémité, vers Asmanshausen, la chaîne s'abaisse graduellement.

Les contre-forts du Taunus, en face du Rhin et du Main, sont courts et ardus : tantôt ils se perdent en formant de petites plaines, tantôt ils s'avancent vers le fleuve qui les baigne, et donnent naissance à ces collines du Rhingau favorisées du soleil, où croît un vin généreux, célèbre dans toute l'Europe. Ceux du nord s'étendent au loin dans la vallée de la Lahn; stériles et déserts à leur naissance, leurs derniers gradins seulement révèlent quelques germes de fécondité.

Les vallées méridionales, peu profondes, sont en général perpendiculaires à la direction de la chaîne. De leurs flancs jaillissent la plupart de nos sources minérales. Deux d'entre elles, seulement, ont une certaine étendue, et se distingent par les beautés dont la nature s'est plu à les orner. L'une, vers l'est, arrosée par la *Rivière-Noire*, prend naissance au sud d'Eppstein, et s'ouvre sur la vallée du Main, après avoir reçu le tribut de quelques ruisseaux secondaires. Ses roches escarpées, ses cascatelles, sa végétation alpestre, en font une des contrées les plus attrayantes, les plus romantiques de la montagne, et lui ont valu le surnom de Suisse nassovienne.

L'autre, formée par la Wisper, la seule qui ait une direction parallèle à la montagne, commence au village de ce nom, sert de débouché à un grand nombre de vallons riches en sources minérales, et s'ouvre sur les rives du Rhin près de Lorch. Elle est d'un caractère sauvage et pittoresque. Ses roches élevées et taillées à pic semblent parfois se rencontrer, et ne laissent au voyageur qu'un étroit sentier aux bords de l'impétueux torrent. Les cimes voisines sont couvertes de haute futaie et couronnées de vieux châteaux en ruines, parmi lesquels nous citerons Geroldstein et Kammerberg, dont les sites pittoresques et les curieuses légendes excitent l'intérêt du touriste. Les montagnes de cette vallée, généralement stériles et désertes, se bordent de vignobles vers les rives du Rhin. Souvent, à travers le Wisperthal, souffle vers le fleuve un vent impétueux qui a fait chavirer plus d'une nacelle, et dans lequel le nautonnier croit reconnaître autre chose qu'un simple phénomène de la nature.

Parmi les vallées secondaires de notre versant, nous ne mentionnerons ici que celles présentant quelque intérêt par les sources minérales qui y prennent naissance : la vallée de l'Us avec les eaux de Nauheim ; celle du Hartenbach avec Hombourg ; le Cronthal aux eaux du même nom ; la vallée de la Saltzbach avec Soden ; celle de Weilbach aux sources sulfureuses ; le Mühlthal et Wiesbaden ; la vallée de Walluf avec Schlangenbad, et celle du Saltzbach, aux eaux salines, près d'Eltville.

Les vallées dont l'un des versants seulement est formé par le Taunus, et qui bornent la chaîne, sont celles du Main, du Rhin et de la Lahn. Les deux premières comprennent le versant sud-ouest du Taunus.

Le Main vient de l'est, et se rapproche, près de Francfort, des collines les plus avancées de la montagne dont il baigne le pied jusqu'à son confluent avec le Rhin, près de Mayence. Il coule lentement à travers une plaine à peine interrompue par d'insignifiants mamelons. A Francfort, son niveau est élevé de 232 pieds au-dessus de la mer, et à 216 pieds seulement à son confluent. La chute de ses eaux est donc très-faible ; aucun rocher, aucun écueil n'en trouble le paisible cours. Non loin de sa jonction avec le Rhin, s'élève le côteau de Hochheim, célèbre par ses vins.

Le Rhin touche aux contre-forts du Taunus vis-à-vis de Mayence, et en forme la limite méridionale et occidentale, sur une longueur de 277,692 pieds. Si nous en croyons les indications géologiques, le Rhin, dans des temps très-reculés, se perdait, près de Bâle, dans un grand lac intérieur dont il ne se dégageait qu'à Rüdesheim, pour former ensuite, selon toute vraisemblance, une cataracte près de Bonn. L'élévation de l'ancien lit se reconnaît distinctement aux couches de sable que l'on trouve à une hauteur de 400 à 600 pieds, sur les plateaux de Boppart et de Liebenek, formés par des alluvions de sable et de glaise, tels que le Rhin en charrie encore de nos jours. Dans le cours des siècles, le fleuve s'est creusé un lit de plus en plus profond, en mettant à nu le grand filon de quartz près de Bingen, jusqu'à ce que la main de l'homme eût fait disparaître les derniers

obstacles qui obstruaient son cours dans le Bingerloch (tour-
billon de Bingen). L'inégalité de sa chute témoigne, encore
aujourd'hui, de cet ancien état de choses. De Mayence à Rüdesheim, sur une longueur de quatre lieues, elle n'est que de
2 pieds, tandis qu'elle mesure 134 pieds de Rüdesheim à Coblence, sur une distance de neuf lieues. Au-dessus de la première de ces villes, le Rhin est large de 2500 pieds; ses ondes
paisibles et calmes coulent majestueusement et baignent de
nombreuses îles. Au-dessous, resserré entre de hautes falaises
et des rochers taillés à pic, il occupe souvent tout le fond de la
vallée, et roule sur des écueils ses flots impétueux.

La contrée elle-même semble reproduire ce contraste. En
amont de Rüdesheim, les bords du fleuve forment le délicieux
Rhingau, vrai paradis de l'Allemagne, avec ses campagnes
riantes, fécondes et bénies du ciel, ses villes attrayantes, ses
élégantes villas, ses côteaux qui se développent au loin, et où
le raisin se dore aux rayons du soleil, tandis qu'en aval l'œil découvre de romantiques montagnes, toutes hérissées de rochers
en saillie déchirés et surplombant avec une hardiesse effrayante
de sombres ravins, des gorges profondes, des cimes couronnées
d'anciens *Burgs* et de châteaux en ruines. Contraste éminem-
ment poétique que célébrèrent souvent dans leurs vers les
chantres les plus chéris de l'Allemagne.

Les propriétés climatériques diffèrent aussi d'une manière
frappante d'un versant à l'autre. Celui du midi, abrité contre
les vents de la zone septentrionale, reçoit les rayons du soleil
dans une direction perpendiculaire; la pente en est abrupte,
comme nous l'avons dit plus haut; les habitations y sont dans
une situation moins élevée et sont, par cela même, plus chaudes,
ainsi que toute la contrée, où l'on jouit d'un des climats les plus
doux de l'Allemagne.

La végétation y est remarquable par sa vigueur et par l'excellence de ses produits. La nature du sol même est différente de
celle du nord. Au midi, la vigne, le figuier, le pêcher, le mû-
rier, le châtaigner et l'amandier réussissent à merveille, et de

magnifiques forêts de hêtres couronnent les hauteurs. Au versant septentrional dont les flancs stériles s'abaissent insensiblement, nous trouvons tout le contraire ; la terre y fournit à peine les fruits les plus communs ; même les bois y sont clairsemés et manquent de vigueur.

La flore du Taunus n'est pas sans intérêt pour le botaniste, à qui elle fournit un butin des plus variés. Nous renvoyons, pour la connaissance détaillée des plantes de nos montagnes, à la *Flore* de Rudio, travail très-complet, formant le septième cahier de l'*Annuaire de la Société d'histoire naturelle du duché de Nassau*.

Wiesbaden occupe, par rapport aux points les plus intéressants du Taunus, une position presque centrale. La vapeur, d'ailleurs, a rapproché les distances. Nous citerons, du côté de la montagne, dans un rayon d'une ou deux lieues, le Neroberg, la Platte, château de chasse du duc, le Chaussée-Haus, la Hohewurzel, le Nürnbergerhof, et en général tous les points élevés d'où l'œil, plongeant dans les majestueuses vallées du Main et du Rhin, dans les groupes du voisinage et jusqu'aux montagnes lointaines de l'Odenwald et du Hundsrücken, découvre une vue vraiment ravissante. Dans les vallons les plus rapprochés, les ruines de Sonnenberg, le *Burg* d'Eppstein et le couvent de Clarenthal nous attirent par leur site romantique et leurs souvenirs d'un autre âge.

Vers le Rhin, nous rencontrons Biebrich, Castel et Mayence ; une demi-journée suffit pour les visiter. Biebrich, résidence ducale, possède un beau château, un parc magnifique, des serres chaudes, construites dans un style moderne et du meilleur goût. On y voit des plantes rares et tropicales et un jardin d'hiver, merveille de la contrée, que l'on dirait sorti des mains des fées.

De Biebrich on aperçoit Castel et Mayence avec ses fortifications, ses clochers dorés par le soleil, ses nombreux vaisseaux pavoisés.

Le bateau à vapeur et le chemin de fer transportent nos baigueurs vers les points du Rhingau plus éloignés. Eltville, les eaux de Schlangenbad, les caves d'Eberbach, la maison d'aliénés d'Eichberg, le Johannisberg, Rüdesheim, le Niederwald, Bingen, etc., appellent de ce côté l'attention des touristes. Plus bas, même jusqu'à Coblence, les rives du fleuve peuvent être parcourues en un jour pendant la belle saison.

Le chemin du Taunus nous lance dans la vallée du Main. Là, nous trouvons pour but de nos excursions Hochheim, les eaux de Weilbach, Soden, Cronthal, Hombourg et Nauheim, le Feldberg avec les ruines de Kœnigstein et de Falkenstein, enfin, Francfort, la cité orgueilleuse, avec ses richesses et ses trésors artistiques.

Les formations géologiques de la montagne sont de deux sortes : l'une comprend les roches du Taunus proprement dites, consistant, à quelques exceptions près, en schiste rhénan ; l'autre est composée d'un terrain tertiaire plus récent et provenant des dépôts du grand lac intérieur qui occupait autrefois la vallée.

Les roches les plus anciennes de la chaîne diffèrent d'un versant à l'autre : celui du midi, ainsi que la crête, consiste en quartzite et en schiste ; la grauwake forme celui du nord-est.

Le caractère particulier des roches du Taunus a été diversement interprété par les géologues anciens et les modernes. Les premiers, principalement Stift[1], les envisagent comme une formation *sui generis*, très-distincte des rochers du versant septentrional, tant sous le rapport de l'aspect que présente leur ensemble que par la dissemblance des masses dont elles se composent. Leur opinion se base sur la composition particulière de ces roches, leur affaissement septentrional, la structure cristalline du principal membre du groupe, et sur l'absence de pétrifications. Stift leur trouve une grande analogie avec les roches de quartz talqueuses et chloritiques de l'Écosse, décrites par Boué. Il les classe entre les roches primitives et celles de

____

[1] *Description géognostique du duché de Nassau* 1831.

4

transition, les range néaumoins avec les premières, et par consé-quent parmi les plus anciennes formations du bassin rhénan. Une deuxième opinion, plus moderne, introduite d'abord par les géologues anglais Murchison et Sedgwick [1], et appuyée de nouveaux arguments par Rœmer et Sandberger, leur attribue le même âge que celui des autres roches de transition, et explique la différence de leur structure au moyen d'une métamorphose par suite de laquelle la grauwake se serait transformée en roches du Taunus. Ces géologues se fondent sur la transition souvent observée de ces dernières en pure grauwake, et sur la présence, dans celle-ci, de pétrifications ayant tous les caractères qui distinguent celles de la grauwake rhénane à l'état normal.

D'autres révoquent en doute la dépression septentrionale des roches du Taunus, ainsi que l'affaissement méridional de la grauwake. Ce prétendu contraste proviendrait, selon eux, de perturbations qui auraient détruit la stratification normale de ces roches. Quant à nous, les motifs allégués par Sandberger nous ont pleinement convaincu. Cependant, il n'en reste pas moins un point fort difficile à expliquer, à savoir, comment s'est opérée la métamorphose de la grauwake en roches du Taunus. La structure cristalline de ces dernières semble, il est vrai, rapprocher leur formation originairement neptunienne d'une formation plutonienne, et rend ainsi plausible le fait d'une transformation par la chaleur. Mais, est-ce aux effets de cette chaleur qu'il faut attribuer le soulèvement de toute la chaîne et la rupture des stratifications schisteuses dont la position primitive était horizontale, ainsi que la transformation de la grauwake en roches d'une nature plus cristalline, en admettant par hypothèse qu'elle ait agi sur le versant méridional avec une plus grande énergie? Ou bien, faut-il supposer, avec d'autres géologues [2], que cette transformation s'est effectuée

----

[1] *On the distribution and classification of the older deposits in the north of Germany and Belgicum.*

[2] Rolle, *Le Taunus aux environs de Hombourg.*

peu à peu par l'influence d'une chaleur continue et peut-être assez modérée, mais agissant sous une pression considérable? Voilà ce qu'on ne saurait décider avec certitude. La première hypothèse a pour elle la vraisemblance. N'acquiert-elle pas, d'ailleurs, un nouveau degré de probabilité, quand on considère que cette force plutonienne qui est censée avoir opéré la transformation des roches, en frappant avec plus d'énergie le versant méridional du Taunus, a réellement soulevé cette région à une hauteur supérieure à celle du versant septentrional? D'ailleurs, pour produire un pareil effet, elle a dû nécessairement agir avec une grande intensité et sur un développement considérable; autrement elle n'eût pu opérer ni le changement de structure d'une telle étendue de roches, ni le soulèvement gigantesque des masses de la montagne. Remarquons en outre, qu'au versant méridional la masse pyrogène s'est frayé un passage assez faible et par endroits seulement, tandis que dans la partie septentrionale, surtout vers le Westerwald, les roches en fusion ont traversé la grauwake, et ont formé, par dessus, des couches d'une grande puissance.

Les roches du Taunus, schiste et quartzite, de notre versant, sont bornées au nord par la formation de la grauwake, reconnaissable à une forte dépression. Vers le sud, elles sont limitées, et en même temps recouvertes, par des couches de terrain tertiaire charrié par les eaux. Elles forment un dos de montagne courant du nord-est au sud-ouest, parallèlement à la direction générale des stratifications, entre *hora* 4 et 6, prenant naissance à Nauheim, au Johannisberg, s'élevant de là jusqu'aux sommets les plus élevés, puis s'abaissant entre Asmanshausen et Aulenhausen pour se continuer de l'autre côté du Rhin. Le schiste occupe la partie méridionale du versant; le quartzite, la région supérieure et la ligne de faîte. Cette particularité s'explique aisément : le schiste, plus exposé que le quartzite à l'action destructive du temps, fut en maint endroit enlevé par les eaux, après avoir été décomposé et réduit en poussière; le quartzite domina graduellement, et le talus de la chaîne, formé par ce dernier, devint très-abrupt jusqu'à la naissance du schiste, dont la surface prit l'aspect d'une sorte de terrasse s'étendant le long des flancs de la montagne.

Les roches du Taunus s'affaissant vers le nord, par opposition à la grauwake dont la dépression est généralement méridionale, donnent lieu à cette stratification en forme d'éventail que l'on observe fréquemment sur les confins des deux espèces de roches. Les couches en présentent néanmoins dans leur disposition et leur affaissement des irrégularités, de nombreuses perturbations. Souvent elles sont contournées d'une façon étrange, courbées en tout sens, soulevées en forme de vagues, dressées debout, déchirées même. Tout indique qu'elles ont été, postérieurement à leur formation, soumises à l'action d'une force mécanique considérable. Ces irrégularités se rencontrent de préférence dans les endroits où le schiste est traversé par des filons de quartz, et dans le voisinage des sources minérales.

Le schiste du Taunus se divise, d'après Sandberger[1], en schiste normal et en bigarré. Il n'y a pas fort longtemps qu'on le croyait d'une nature argileuse, talqueuse et chloritique; mais l'analyse du docteur List[2] a fait voir que toutes les variétés en sont composées, dans des proportions variables, de quartz et d'un minéral nouveau qu'il nomme *séricite*, minéral qui a beaucoup de ressemblance avec le talc, mais qui est d'un poids spécifique plus considérable, et se compose, sur 100 parties, de 51,831 d'acide silicique, 22,218 d'argile, 7,500 de protoxide de fer, 1,380 de magnésie, 9,106 de potasse, 1,747 de soude, et 5,560 d'eau. Les proportions du séricite et du quartz diffèrent beaucoup, suivant les variétés du schiste : dans le schiste normal de Sonnenberg près Wiesbaden, List trouva, sur 100 parties, 58,053 de séricite et 41,947 de quartz; dans le schiste bigarré de la Leichtweishœhle, 60,110 de séricite, et 22,001 de quartz.

---

[1] *Esquisse des sources du duché de Nassau.*

[2] *Annuaire de la Société d'histoire naturelle du duché de Nassau,* 6e cahier.

L'analyse du schiste bigarré, en y comprenant les parties solubles par l'acide chlorhydrique, donne, d'après le même chimiste, les résultats suivants :

	Parties solubles par l'acide chlorhydrique.	Parties insolubles.	Parties solubles et insolubles réunies.
Acide silicique	27,258	62,174	55,735
Argile	7,792	17,086	15,614
Oxide de fer	45,822	»	8,221
Protoxide de fer	»	7,088	5,820
Magnésie.	6,781	6,213	1,393
Chaux	2,788	traces	0,501
Potasse.	2,672	6,905	6,162
Soude	1,064	1,857	1,706
Eau.	5,830	4,613	4,848
	100,002	99,996	100,000

List soumit pareillement à l'analyse le schiste normal, qu'il traita par l'acide chlorhydrique concentré, et trouva pour les parties insolubles : acide silicique 78,004; argile 9,729; protoxide de fer 2,678; magnésie 0,290; chaux 1,124; potasse 4,617; soude 3,114; eau 1,067. Il négligea les éléments solubles qui forment 5 parties 31 centièmes sur 100 de la masse totale. Cette analyse fut également entreprise par M. Wildenstein, qui opéra par l'acide chlorhydrique étendu d'eau, et qui négligea pareillement les parties solubles. Voici les résultats qu'il a obtenus : acide silicique 72,87; argile 15,71; protoxide de fer 3,48; magnésie 0,61; potasse 5,29; soude 1,30; eau 3,28.

Le schiste normal est un mélange très-intime de séricite et de quartz, d'une couleur vert clair et d'un feuilleté régulier et assez poli. Il se trouve d'ordinaire dans les régions basses, et n'est pas très-répandu. Entre Dotzheim et Naurod, où il prédomine, il existe de grandes carrières de ce minéral. La ville en tire de bons matériaux de construction. On en trouve aussi dans la direction du nord-est aux environs de Cronthal, de Soden

et de Hombourg. Il est traversé par de nombreux filons de quartz
contenant du fer oligiste, de l'albite cristalline, du séricite
et du spath fusible. La stratification, généralement régulière,
en présente cependant quelques perturbations. Les couches
affectent alors une direction verticale ou opposée, ce qui a lieu
le plus souvent aux environs des sources minérales.

Le schiste bigarré est beaucoup plus commun que le précédent. Il embrasse la majeure partie de la zone schisteuse, et
apparaît même, par masses isolées, sur l'autre versant, près
de Hombourg, parmi des couches de quartzite et de grauwake.
Il est de couleur rouge, bleue, violette, vert foncé, même
noirâtre quelquefois. Moins dur que le schiste normal, d'un
feuilleté plus régulier, il contient de la baryte granuleuse formant près de Nauheim des couches de 5 à 6 pieds d'épaisseur,
de la mine de fer brune qui paraît tout le long de la montagne,
de la pyrite cuivreuse et sulfureuse, de la malachite, etc. La
baryte et la mine de fer servent de matériaux de construction.

Des filons de quartz d'une grande puissance, parallèles entre
eux, traversent le schiste du Taunus du sud au nord, et se
dressent en forme de crête au-dessus du schiste décomposé
par le temps. On en remarque près de Frauenstein, au Nérothal,
et non loin de Kœnigstein, de Soden et de Hombourg. Le plus
considérable de ces filons, d'une puissance de 60 à 70 pieds,
se trouve à quelque distance de notre ville; il s'étend de Geor-
genborn jusqu'au delà de Frauenstein, et porte le *Burg* de ce
nom, ainsi que le *Nürembergerhof*. Celui du Nérothal, encore
plus rapproché, aboutit, vers le sud, aux environs du *Schützenhof*[1]. Un autre, près de Naurod, y forme les rochers pittoresques de la Pierre-Grise. On rencontre fréquemment dans
ces filons, surtout dans ceux de Frauenstein et de Naurod, des
cavités cristallines remarquables, suivant Sandberger, par des
empreintes de spath barytique.

---

[1] Nous avons déjà mentionné plus haut que la source de cet hôtel jaillit
de dessous un roc de quartz.

Plusieurs géologues ont cru expliquer ce singulier parallèlisme des filons de quartz en supposant un déplacement violent et extraordinaire des masses de la montagne. La distribution toute particulière du schiste normal et du bigarré s'y prête aisément, et confirme de plus en plus l'hypothèse dont nous avons parlé plus haut, d'une force souterraine dont l'action se serait portée de préférence sur le versant méridional du Taunus.

Les extrémités du schiste, surtout du bigarré, absorbent volontiers l'eau météorique. Celle-ci pénètre par les interstices jusqu'au sein des montagnes, divise les roches en feuilles et en écailles, et les transforme par son action continue en une argile verdâtre; cette dernière est elle-même décomposée, les bases alcalines en sont dissoutes, et il en reste une argile colorée par de l'oxide de fer.

La destruction rapide du schiste et la décomposition plus lente de la grauwake donnent naissance à un terrain favorable à la végétation, cause de la fertilité remarquable de notre contrée; la dissolution des alcalis y joue, sans aucun doute, un rôle important, surtout dans la croissance de la vigne et des forêts.

Au versant sud, la zone schisteuse est rompue en beaucoup d'endroits par le basalte qui s'y présente en forme de cimes arrondies. Anciennement on n'en connaissait qu'un petit nombre. De nos jours on en a découvert toute une série qui se développe le long de la montagne, et traverse de préférence la zone du schiste normal. On en connaît près de Nauheim, au Seedamm dans les environs de Hombourg, près de Cronthal, Bommershain, Soden, Eppstein, Naurod, Wiesbaden, Œstrich, et dans la montagne de Rüdesheim. Cette apparition du basalte n'est en aucun endroit très-considérable; mais elle n'en prouve pas moins que les masses liquéfiées par la chaleur se sont frayé un passage sur toute la longueur de notre versant. Le gisement le plus étendu de ce minéral se voit à Naurod, à deux lieues de Wiesbaden. Sandberger l'étudia de plus près, et en donne une description[1]. Cette roche se présente sous forme de lames et de sphéroïdes irréguliers. Les schistes contigus sont d'une coloration foncée, d'un brun presque noirâtre et durcis partiellement, ainsi que les fragments que l'on en rencontre dans le basalte même, avec des éclats de quartz et de porphyre micacé. Les minéraux que l'on y trouve le plus souvent sont l'olivine en forme de boules renfermant des broncites ; du titanate de fer impur et de la hornblende. La pyrite aimantée et la mine de cuivre bigarrée s'y montrent aussi, mais plus rarement. Il semble donc que le basalte ait non-seulement traversé le schiste, mais encore un filon de mine de cuivre existant dans le voisinage, et un gisement de porphyre micacé qui n'a vu le jour sur aucun point de cette région. Il semble en résulter que le basalte est postérieur à ces derniers.

On rencontre le basalte à une demi-lieue de notre ville, dans un vallon dépendant du Sonnenbergerthal, nommé le *Tennelbach*. Stift assure qu'à Wiesbaden même, en creusant un puits dans la Wilhelmsstrasse, on en a découvert à une profondeur de 30 pieds, qui est en tout semblable à celui du Tennelbach. L'analyse que vient d'en faire M. Erlenmeyer a donné les résultats généraux suivants :

Environ 1/2 pour 100 d'alcalis, savoir :

$$\begin{aligned}&\text{Potasse.} \dotfill 0{,}285\\&\text{Soude} \dotfill 0{,}324\end{aligned}$$

Les autres parties n'étant pas encore suffisamment déterminées, nous nous réservons de les publier plus tard.

Le quartzite forme les couches supérieures des roches du Taunus dont il occupe la crête et les sommets, et diffère des autres roches par la position peu inclinée, souvent horizontale de ses stratifications. La géologie n'a pas dit son dernier mot sur la nature de ce minéral. D'après Stift, il n'appartiendrait pas à la formation schisteuse proprement dite, mais à une autre,

---

[1] *Annuaire de la Soc. d'hist. nat. du duché de Nassau*, 6ᵉ cahier.

plus récente, et Sandberger lui attribua aussi d'abord une origine plus récente que celle du schiste et de la grauwake ; mais depuis, ce dernier s'est rangé à l'opinion de Raht[1] et de Rœmer, d'après lesquels quartzite et schiste seraient contemporains du soulèvement de la montagne, opinion confirmée par le fait de la transition fréquente du quartzite en schiste et la disposition alternative de leurs couches.

Le quartzite se compose ordinairement de grains anguleux, liés par une masse de la même substance, et plus rarement d'argile. Les stratifications en sont tantôt distinctes, tantôt en partie confondues. En fait de minéraux, on y a observé, jusqu'à présent, du feldspath, de la mine de fer brune et de la graphite.

Des couches de terrains tertiaires recouvrent les régions inférieures du versant méridional du Taunus dont elles forment la dernière terrasse. Elles proviennent en partie des dépôts d'un grand lac d'eau salée qui s'étendait dans la vallée du Rhin depuis Landau jusqu'à Bingen, où il s'éccalait en formant un rapide sur les masses de schiste et de quartz alors réunies du Hundsrücken et du Taunus. A mesure que ce lac diminua d'étendue et que l'eau fluviale du Rhin, du Main et du Neker remplaça l'eau salée, les dépôts perdirent également leur nature marine, et se transformèrent peu à peu en dépôts d'eau douce. Le fond de cette antique méditerranée est encore reconnaissable aujourd'hui. On le désigne sous le nom de *bassin de Mayence*, et les formations qu'on y trouve, d'après Sandberger, sont les suivantes :

1° Des gisements de sable marin et de grès, dans la partie occidentale du bassin, reposant immédiatement sur le schiste du Taunus. On n'en rencontre dans la région du Taunus qu'au pied du Rothenberg près de Geisenheim et à Oberursel. Ce sable se compose de grains de la grosseur d'un pois, et contient peu de pétrifications. La présence de dents *du squalus*

---

[1] *Annales de la chimie et de la pharmacie*, de Wœhler et Liebig.

cornubicus, *Blain*, et de la *calyptrea vulgaris* suffit cependant pour en démontrer l'origine marine.

2° La glaise marine bleue, formant des gisements considérables près de Castel et de Hattenheim dans le Rhingau. Elle contient diverses pétrifications marines, principalement des coquillages ; Sandberger frère y découvrit aussi des restes d'un grand mammifère que M. de Meyer reconnut appartenir à *l'anthracotherium alsaticum*, *Cuvier*.

3° Du calcaire d'eau douce. Il en existe près de Hochheim un lit d'un quart de lieue environ de largeur. Très-riche en coquillages, ce calcaire contient également des restes d'animaux vertébrés. L'emplacement qu'il occupe aujourd'hui était sans doute, pendant la période de la formation tertiaire, l'embouchure d'un grand fleuve tombant dans le bassin de Mayence.

4° Du calcaire céritique. Les gisements de l'espèce précédente se transforment, près de Flœrsheim, en un calcaire différent, formé par des dépôts d'eaux n'ayant plus qu'un assez faible degré de salure ; il est riche en *mytilus* et en cérithes.

5° Du calcaire de littorine, dont les couches sont, avec celles de l'espèce suivante, les plus répandus de tous les terrains du Taunus. Un grand *tractus* de ce minéral s'étend de Castel à Erbenheim, Bierstadt, Wiesbaden et Schierstein, et se rencontrerait sans aucun doute à une certaine profondeur dans tout le bassin de Wiesbaden. Des milliers de coquillages appartenant à la *littorinella acuta*, *Al. Braun*, dont la masse entière de ce calcaire est parfois composée, prouvent que c'est un dépôt provenant d'eaux salées mélangées d'eau douce. C'est le plus riche de tous les terrains du bassin de Mayence en débris de vertébrés. Nous nous bornerons à indiquer ici ceux du *rhinoceros incisivus*, *Cuvier*, de *l'hypotherium Meissneri*, de plusieurs sortes de *palæomerix*, de tortues et de crocodiles.

6° De la glaise gris verdâtre, contenant les principaux dépôts de lignite, et recouvrant le calcaire et, en partie, le schiste du Taunus. Elle est très-commune dans la vallée du Main et entre Wiesbaden, Erbenheim et Castel, et l'on y trouve constamment de la pyrite sulfureuse, ainsi que du gypse. Moins riche que le calcaire en pétrifications animales, elle contient, près de Bommersheim, des gisements de lignite. A Wiesbaden, on y a même découvert du bois et des fruits pétrifiés. La faune de ce terrain, dont les espèces vivent, encore de nos jours, dans les lagunes de la Méditerranée, présuppose également l'existence de dépôts formés par des eaux ayant déjà perdu de leur salure.

7° Du grès contenant du spath barytique, aux environs de Wiesbaden et de Hombourg. Ce grès repose immédiatement sur le schiste du Taunus. Il forme, près de notre ville, la partie septentrionale de cette ceinture de collines qui entourent notre bassin. Dans les couches supérieures de ce minéral, on rencontre fréquemment du spath barytique, tantôt en tubercules, tantôt à l'état cristallisé, dans des crevasses.

Les couches des terrains tertiaires occupent toutes une position horizontale, et n'offrent point d'irrégularités, si ce n'est là où elles ont été fléchies ou brisées par la déhiscence du calcaire. Sandberger leur attribue une puissance de 250 à 300 pieds, au maximum. Elles contribuent, avec celles dont nous allons nous occuper, à la fécondité du sol de notre contrée.

Au-dessus des formations tertiaires s'étendent les dépôts diluviens, lesquels, d'après Sandberger, sont de trois sortes, et présentent des différences sensibles de structure et de niveau :

1° Aux endroits les plus bas de la vallée du Rhin et du Main, on rencontre alternativement des lits de sable gris jaunâtre et de galets plus grossiers, renfermant, outre les roches du Taunus, les calcaires, les grès et les granits du Spessart, de l'Odenwald et de la Forêt-Noire. Ce sable, surtout près de Mosbach, sur les deux côtés de la chaussée, abonde en coquillages et en débris de vertébrés dont Al. Braun, Raht et de Meyer ont donné une description détaillée. On y compte jusqu'à soixante-cinq espèces appartenant à des mollusques qui existent encore de nos jours. Parmi les débris de vertébrés, M. de Meyer reconnut les genres *elephas, rhinoceros, hippopotamus, ursus, etc.*

2° Au-dessus des précédentes s'étend le limon diluvien, couvrant toute la vallée du Rhin et du Main, et s'avançant jusque dans les vallées latérales. Les masses de glaise que l'on trouve à Wiesbaden et aux environs en font partie. Près du Heidenberg, celles-ci recouvrent le grès sur une épaisseur de 30 pieds, et se dirigent vers la vallée de la Wellritz. Ce limon contient peu de coquillages. Les débris de vertébrés y sont aussi plus rares que dans les terrains précédents. On y découvrit cependant des restes de quinze espèces, près de Wiesbaden.

3° Plus haut encore, jusqu'à 800 pieds d'élévation, l'on rencontre des lits de galets d'une grande étendue provenant des roches du Taunus, et cimentés par de l'argile blanche ou rouge jaunâtre. Ils forment, dans notre ville et aux environs, des dépôts de gravier qui s'étendent le long du bord oriental et septentrional de la montagne, et se montrent dans la zone thermale avec la puissance qui leur est particulière.

Les formations diluviennes sont le produit des eaux courantes. Les galets ont été entraînés des montagnes voisines, et de plus loin, par la violence des flots. Le sable fin et la glaise ont été charriés par des eaux plus paisibles. Elles appartiennent à la période antéhistorique, pendant laquelle le bassin de Mayence fut occupé, après la formation des terrains tertiaires, par un grand lac d'eau douce où se jetaient des fleuves au cours tantôt lent, tantôt impétueux.

Un phénomène vraiment intéressant qu'offrent nos montagnes, c'est sans contredit leur immense richesse en sources minérales. Aucune contrée du monde n'en possède un nombre aussi considérable, ni surtout en si grande variété. Sur un territoire restreint comme la région du Taunus, limité par le Rhin, le Main et la Lahn, et appartenant presqu'en entier au duché de Nassau, on en connaît présentement cent quarante-six, et d'année en année l'on en découvre de nouvelles. Plusieurs d'entre elles jouissent d'une réputation européenne, entre autres, Wiesbaden, Ems, Schwalbach, Hombourg, Selters et Fachingen. Des milliers de malades de tous les pays y vont chercher le soulagement à leurs maux et la santé. Les eaux en sont expédiées dans les contrées les plus lointaines, pour un usage médical, ou comme boisson agréable et salutaire.

D'autres, comme Schlangenbad, Weilbach, Soden, Cronthal, sont en voie de prospérité. Mais le plus grand nombre de nos sources, dont les eaux sont tout aussi riches en principes chimiques que les précédentes, a été complétement négligé jusqu'à ce jour.

Nos eaux minérales, disons-nous, présentent une grande variété dans leur composition chimique. Effectivement, toutes les espèces connues sont représentées chez nous. Nous possédons même des variétés intermédiaires. Celles qui se rapprochent par la nature de leurs principes minéralisateurs et leurs vertus médicales sont également voisines par leur situation, et la science géologique nous fait présumer qu'il existe entre elles une communication souterraine.

Stift divise toutes nos sources minérales en six régions, dont deux appartiennent au versant méridional du Taunus. L'une de ces dernières, parallèle au Main dont elle se rapproche beaucoup, comprend les eaux sulfureuses de Weilbach, Ried, Hœchst, Francfort et les sources de la frontière hessoise. Ces eaux contiennent du gaz hydrogène et des carbonates, et tirent leur origine de couches de calcaire et de glaise appartenant à un terrain tertiaire qui renferme de la pyrite sulfureuse et du gypse.

L'autre région, dans laquelle domine le chlorure de sodium (eaux salines), possède les eaux les plus nombreuses, les plus renommées, et en même temps les mieux caractérisées par leur situation, leurs rapports géologiques et les proportions constantes de leurs principes minéralisateurs. Elle comprend les sources de Nauheim, Hombourg, Soden, Neuenheim, Cronthal, Wiesbaden, Eltville (la forêt d') et Asmannshausen. Stift y ajoute encore celles de Schlangenbad. Mais il me semble que ces dernières doivent être classées à part, non-seulement à cause de leur situation excentrique, mais encore parce qu'elles prennent naissance dans le quartzite, et non dans des terrains schisteux, et que c'est le carbonate de soude qui y domine, au lieu du chlorure de sodium.

Les caractères communs que présentent les eaux de cette région sont les suivants :

1º L'identité de leur composition chimique, la prédominance du chlorure de sodium, la présence des carbonates de fer, de chaux et de magnésie, de la silice et de l'acide carbonique. La plupart contiennent, en outre, du chlorure de calcium, de potassium et de magnésium.

2º Le volume de leurs eaux et l'élévation de leur température sont d'autant plus considérables, la proportion de l'acide carbonique d'autant plus faible, qu'elles occupent une position plus basse. Réciproquement, les plus élevées sont les moins abondantes, les moins chaudes et les plus riches en acide carbonique. Les sources de Wiesbaden et d'Asmannshausen sont situées le plus bas ; les plus élevées sont celles de Cronthal, de Soden et de Hombourg.

3º Elles ne diffèrent pas considérablement entre elles sous le rapport de leur niveau. Entre la plus élevée et la plus basse on compte au plus 344 pieds.

4º Elles proviennent toutes de la même espèce de roche, le schiste normal du Taunus.

5º Les roches, dans le voisinage de ces sources, présentent beaucoup de particularités. Souvent elles sont en dissolution, molles, d'une nature argileuse ou arénacée. Çà et là on y trouve des *filons pourris*. Les stratifications en sont irrégulières, tantôt soulevées, tantôt abaissées, quelque fois rompues. Dans le voisinage des sources, on rencontre ordinairement des filons de quartz considérables.

6º L'existence de ces sources coïncide avec l'apparition des roches plutoniennes. D'ordinaire, le basalte ne se trouve que dans le voisinage presque immédiat de ces roches, de telle sorte que la ligne qui indiquerait le passage des masses basaltiques se confondrait en quelque sorte avec celle de la direction des sources.

Chapitre VII.

PROPRIÉTÉS CHIMIQUES ET PHYSIQUES DES EAUX MINÉRALES DE WIESBADEN.

Les progrès que les sciences naturelles ont faits dans les temps modernes n'ont pas été perdus pour l'étude des eaux minérales, dont les éléments constitutifs, ainsi que le degré de richesse, nous ont été révélés par les perfectionnements de la chimie analytique et de la physique expérimentale.

L'antique renommée des eaux de Wiesbaden ayant attiré de bonne heure l'attention du monde savant, des chimistes et des physiciens essayèrent de les analyser, et furent constamment encouragés dans cette entreprise louable par la gratitude du public et du gouvernement. Nous possédons sur nos sources thermales des études et des travaux anciens, tels que les comportait la science d'autrefois. Tout en nous bornant à relater dans leur entier les analyses les plus récentes, les seules qui aient pour le médecin un intérêt pratique, nous nous réservons de mentionner les résultats des travaux antérieurs, lorsqu'ils nous en paraîtront dignes soit par leur grande conformité, soit par leur différence choquante avec ceux de la science moderne. Nous nous en servirons également quand nous le jugerons utile à la complète intelligence de notre sujet.

Nous allons examiner successivement les propriétés de nos eaux sous le rapport de leur température, de leur électricité, de leur poids spécifique, de la substance organique qui y est contenue, de la couleur, de l'odeur et du goût qui leur sont propres, et nous terminerons le chapitre par la matière la plus importante, par l'analyse de leurs principes minéralisateurs.

Température.

Les recherches les plus récentes sur cette matière sont dues à M. le professeur Fresenius, disciple de Liebig, dont les travaux sur la physique et la chimie jouissent d'une grande réputation dans le monde scientifique. Voici un passage tiré de l'opuscule de ce chimiste concernant la température des eaux du Kochbrunnen :

« Je ne pus mesurer d'abord la température du Kochbrunnen que dans les deux orifices (*Sprudelbecken*) où se rendent les eaux et les gaz de la source proprement dite, située au fond de la galerie, à droite de l'entrée de la fontaine. L'expérience fut faite à l'aide d'instruments sûrs et comparés avec le plus grand soin, et répétée dans toutes les saisons, par une température atmosphérique élevée, moyenne et basse. Les degrés furent observés sans que le thermomètre changeât de place ; méthode préférable à celle que j'employai d'abord, et qui consistait à faire l'observation sur un thermomètre qu'on retirait de la source plongé dans un vase rempli d'eau. Je trouvai par ce procédé, à l'orifice de la source, 55° R. ou 68°,75 C. Dans les bassins, la température est en moyenne de 54° R. ou 67°,5 C. »

Les mesures obtenues antérieurement s'accordent avec celles-ci, sauf de légères variations, qui proviennent de ce que les expériences ont été faites tantôt sur les eaux à l'intérieur de la source, tantôt à l'orifice, ou dans la galerie de la fontaine.

	TEMPÉRATURE			
	dans la source même.	à l'orifice.	dans la galerie.	du Kochbrunnen sans autre désignation.
Ritter, 1802.	—	—	—	52°,9 R.
Kastner, 1821.	56°,1 R.	—	—	—
Jung, 31 juillet 1837 . . .	—	—	—	55°,5 R.
Kastner, 12 mai 1838 . . .	55°,9 R.	—	—	—
Thomœ, 1843.	—	—	54° R.	—
Casselmann et Sandberger, juillet et août 1846 . . .	55°,5 R.	—	54°,1 R.	—
F. Lade, 1847	—	54°,5 R.	—	—
Fresenius, 1849-1850, dans toutes les saisons	—	55° R.	54° R.	—

Fresenius n'a mesuré que la température du Kochbrunnen. Celle des autres sources a été constatée par des expériences antérieures. Nous nous bornerons à en indiquer les suivantes :

Ritter trouva pour la température de l'Aigle 48° R.; pour celle du Schützenhof, 38°,5; pour celle des autres sources, 42° R.

D'après Lade, la source de l'Aigle en mesure 52°; celle des Quatre-Saisons, 48°; celle de la Chaîne, 42°; celle du Schützenhof, 38°,5.

Thomæ prit la peine de mesurer la température de vingt-trois sources thermales, et consigna les résultats obtenus dans un tableau que nous transcrivons ci-après :

1	Kochbrunnen	55° R.
2	Aigle	50°
3	Schützenhof	40°
4	Faulbrunnen	10°
5	Miroir	55°
6	Brühbrunnen	50°
7	Étoile	48°
8	Quatre-Saisons	47°
9	Hôtel-de-Paris	46°
10	Chaîne-d'Or	46°
11	Bæckerbrunnen	45°
12	Lis-Blanc	44°
13	Ville-d'Anspach	43°
14	Croix-d'Or	41°
15	Sonnenberg	40°
16	Deux-Boucs	39°
17	Chez Günther Klein	39°
18	Hôtel-de-Cologne	38°
19	Source neuve	38°
20	Cheval-d'Or	37°
21	Landsberg	37°
22	Chez Spengler Jung	32°
23	Philippsburg	30°

On attribua de tout temps aux thermes de Wiesbaden, ainsi qu'aux autres sources minérales chaudes, une chaleur spécifique inhérente à l'eau. Pline déjà dit, en mentionnant nos sources : *Quorum haustus triduo fervet* (dont les eaux restent chaudes pendant trois jours). Après que Duclos eut professé la théorie du calorique propre des thermes, on la soutint avec assurance relativement à ceux de Wiesbaden, et à la suite de divers essais auxquels on se livra pour cet objet, on s'y obstina de plus en plus. Ritter, surtout, se singularisa à force de préconiser les vertus extraordinaires qui devaient résulter pour nos eaux de ce prétendu calorique spécifique. Elles nous semblent, dit-il, même au toucher, d'une nature *sui generis,* et l'on peut plonger la main, sans que l'épiderme en soit lésé, dans les sources les plus chaudes, ce qu'on ne tenterait pas impunément dans de l'eau ordinaire chauffée au même degré. Il avoue qu'il n'a pu vérifier l'entière exactitude de l'assertion de Pline. Cependant elle ne serait pas, selon lui, tellement éloignée de la vérité qu'on le pense; par *haustus,* il faudrait entendre une quantité d'eau très-considérable, laquelle conserve effectivement de sa chaleur pendant plus de vingt-quatre heures.

D'anciens médecins, dont quelques-uns vivent encore, veulent également voir une preuve du calorique spécifique des eaux thermales dans cette circonstance que l'on peut boire immédiatement les eaux puisées aux sources les plus chaudes, même au Kochbrunnen, sans éprouver la moindre brûlure ou sensation désagréable.

On est allé jusqu'à renouveler sur nos thermes, et avec succès, dit-on, l'expérience de Mme de Sévigné, qui jeta des roses dans l'eau de Vichy la plus chaude, sans qu'elles s'effeuillassent; bien plus, de flétries qu'elles étaient, elles recouvrèrent, par cette immersion, leur première fraîcheur.

Toutes ces merveilles acquirent un certain degré d'importance scientifique à la suite d'essais entrepris par plusieurs chimistes sur la durée de la caléfaction et de la réfrigération de l'eau thermale et de l'eau ordinaire. Kastner, entre autres, démontra l'existence du calorique spécifique par des expériences en apparence très-concluantes, et la même chose eut lieu, à cette époque, pour d'autres sources thermales.

L'ingestion, dans les voies digestives, de l'eau thermale à une température très-élevée, sans qu'il en résulte d'inconvénient, peut s'expliquer à la rigueur par l'habitude qu'ont certaines personnes de boire chaud et de prendre le liquide à petites gorgées, et de manière à absorber en même temps de l'air pour le refroidir. Il n'en est pas de même de l'immersion de la main dans les eaux du Kochbrunnen pendant un certain laps de temps, et nous invitons les partisans du calorique spécifique à vouloir bien renouveler l'expérience sous nos yeux.

Les essais de M. Kastner furent réfutés d'une manière péremptoire, pour les eaux thermales en général, par Longchamps, Schweigger, Reus, Pagenstecher, Gendrin, Jacquot, Pleischl, et pour celles de Wiesbaden en particulier, par Gmelin et Lade. Les expériences auxquelles cette polémique avait donné lieu sont d'une nature très-délicate, car il n'est pas aisé de se procurer des vases dont les parois aient exactement la même épaisseur et qui soient également bons conducteurs du calorique, ni d'opérer constamment à une température et sous une pression atmosphérique parfaitement égales.

La différence observée entre la capacité pour le calorique de l'eau thermale et celle de l'eau douce provient uniquement des principes minéralisateurs contenus dans la première, et de nombreux essais ont fait voir depuis, que les eaux minérales artificielles présentent la même différence. Chose vraiment singulière ! On attribua aux sources thermales un calorique spécifique, et on le refusa aux sources minérales froides. Comme si les unes et les autres ne sortaient pas de la même officine ! Comme si une chaleur inférieure à 25° R. n'était pas identiquement la même, sous le rapport de la qualité, qu'une chaleur supérieure !

Électricité.

On crut également reconnaître dans nos eaux thermales un principe électrique particulier, et c'est encore M. Kastner qui en démontra l'existence en se fondant sur les effets remarquables produits par les eaux sur l'aiguille aimantée à l'aide d'un multiplicateur électro-magnétique. Mais ces effets ne sont pas non plus le propre des eaux minérales naturelles, et proviennent uniquement des principes chimiques qui y sont en dissolution. Walker a démontré, au moyen d'expériences très-précises, que l'on en obtient de semblables, et de plus sensibles, en opérant sur des eaux minérales artificielles. Kastner insista de nouveau, dans la suite, sur l'opinion qu'il avait déjà émise, mais il fut réfuté derechef par G. Bischof.

Poids spécifique.

Le poids spécifique des eaux du Kochbrunnen fut mesuré à différentes reprises, et en dernier lieu, le 21 juin 1851, par Fresenius, et évalué à 1,00666, à la température de 12° R. Les recherches antérieures avaient conduit aux résultats suivants :

Lade senior, avant 1821	12° R.	1,00650
Kastner, 1821	12°	1,00630
Jung, 1837	15°	4,0260
Kastner, 1838	56°	1,0068
P. Lade, 1847	23°	1,0062

Ces résultats s'accordent entre eux autant qu'on peut le désirer, sauf celui de Jung qui repose probablement sur une donnée fausse.

Le poids spécifique des autres sources fut également mesuré en 1821 par Kastner. Celui-ci opéra à une température de 12°, et trouva pour l'Aigle 1,06250, et pour le Schützenhof 1,005125. Nous nous bornons à ces deux citations, le poids spécifique des autres sources se rapprochant tantôt de celui de l'Aigle, tantôt de celui du Kochbrunnen.

Matière organique.

On a parfois constaté dans les eaux de Wiesbaden l'existence d'une matière organique. La première découverte (1821) en est due à J. Kastner, qui l'appela d'abord extrait organique. Il trouva que les eaux du Kochbrunnen en contenaient 1,85 pour 100; celles de l'Aigle, 1,80; la source du Schützenhof. 0,035. Plus tard, après d'autres recherches faites en 1838, il crut reconnaître dans cette matière des restes d'animalcules primordiaux ou d'organismes élémentaires, tués probablement par l'analyse chimique à laquelle les eaux avaient été soumises. Ces animalcules existeraient, selon lui, à l'état de vie, dans chaque goutte d'eau minérale, tant que celle-ci n'est pas chauffée au delà de 60° R., et contribueraient, pendant leur vie même, à son efficacité, en exerçant une action thérapeutique sur la peau extérieure et sur la muqueuse.

On observa également des substances organiques de cette nature dans d'autres eaux minérales. Longchamp en rencontra dans celles de Barège et les nomma *barégine;* d'Arcet, dans celles de Vichy; Monheim, dans les sources d'Aix-la-Chapelle. Il leur donna le nom de *theiotherium;* Anglada, celui de *glairine*, etc.

Pour se rendre compte de l'origine et de la nature de ces matières organiques, il faut les étudier au point de vue auquel s'est placée de nos jours l'histoire naturelle des infusoires et des conferves, point de vue justifié par les belles découvertes d'Ehrenberg sur l'existence des infusoires, et par celles de Schwann et Helmsholtz sur les conferves et les algues. Ces naturalistes démontrent victorieusement que tous les animalcules microscopiques se propagent par eux-mêmes, et ont besoin pour leur développement d'air et de lumière. Ils rejettent, comme une hypothèse erronée, la prétendue *generatio æquivoca*, laquelle ne manquait pas de partisans. Nous n'avons aucune raison de croire que les corpuscules de nos sources thermales s'en-

gendrent d'une manière exceptionnelle, et il est constant que
l'air et la lumière sont indispensables à leur existence. Jamais
on n'en a pu trouver que vers l'orifice de nos thermes, ainsi
que le constatent les travaux intéressants de Stiebel[1] et de
Fontan[2]. Ces travaux nous font voir en même temps comment
chaque espèce est subordonnée à la nature des principes minéralisateurs contenus dans les sources. Dans les eaux sulfureuses
des Pyrénées, par exemple, on trouve la sulfaire; le zygnema,
dans les eaux salines; dans les eaux salées, le scytosiphon.

D'après Stiebel, certains infusoires se rencontrent dans toute
espèce d'infusion, d'autres au contraire, comme la galionelle
et la conferve sulfureuse, ne se trouvent que dans un milieu
particulier convenable à leur développement organique.

La température, la nature du lieu où le liquide est conservé,
l'introduction accidentelle de corps étrangers influent pareillement sur les conditions de leur existence et de leur forme.

Les organismes élémentaires des sources minérales prennent
naissance, comme le prouvent Fontan et Stiebel, dans toute
eau minérale artificielle, pourvu qu'elle réunisse d'ailleurs les
conditions de chaleur et de lumière nécessaires à leur développement.

On peut donc tenir pour démontré que nos animalcules primordiaux ne naissent point dans les profondeurs de la terre,
et ne sont point une partie intégrante des eaux minérales,
qu'ils sont, au contraire, le produit d'immixtions et d'influences
étrangères, un résultat de la décomposition des eaux qui les
rend peut-être impropres à l'usage médical. Jamais on n'en
put découvrir dans l'eau de Wiesbaden au moment où l'on ve-
nait de la puiser. Berthier[3], déjà, a constaté l'absence de toute
trace d'organismes dans les eaux minérales, au moment où
elles jaillissent du sol. Jung observa que l'eau de Wiesbaden

---

[1] *Formes élémentaires des infusoires dans les eaux minérales;* Francfort 1841.

[2] *Recherches sur les eaux minérales des Pyrénées.* Paris 1838.

[3] *Journal des mines*, t. VI, p. 215.

venant immédiatement de l'orifice de la source ne dépose point de matière organique après l'évaporation, et que les précipités de cette eau, chargés d'acide carbonique, ne répandent point d'odeur et ne noircissent pas quand on les expose à la température de l'incandescence. Enfin, les analyses de Fresenius, conduites avec le plus grand soin et entourées de toutes les ressources de la chimie analytique moderne, n'amenèrent la découverte d'aucun extrait organique.

Couleur, odeur et saveur.

Notre eau thermale vue à travers un vase de petite dimension et transparent semble aussi limpide, aussi incolore que de l'eau ordinaire; mais dans un récipient de grande dimension elle ne paraît pas complétement claire et présente une faible nuance gris blanchâtre; quelquefois on y aperçoit de légers flocons. Jung et Thomæ ont prétendu qu'elle jaillit du sol limpide comme le cristal, sans doute parce qu'ils n'avaient observé qu'une petite quantité de liquide. Dans les bassins de nos sources elle est d'un aspect trouble et d'une couleur tirant sur le jaune.

L'odeur en rappelle assez celle de la chaux vive au moment où on l'éteint, mais à un très-faible degré. La saveur en est salée et ressemble à celle d'un bouillon léger.

Composition chimique.

Nous adoptons dans cet ouvrage l'analyse la plus récente, entreprise par M. le professeur Fresenius dans le courant de l'été de 1849. Voici les résultats obtenus par ce chimiste :

1000 parties d'eau du Kochbrunnen contiennent :

A. Parties solides.

Solubles par l'eau pure :

Chlorure de sodium	6,83565
» de potassium	0,14580
» de lithium.	0,00018
A reporter . . .	6,98163

Report	6,98163	
Chlorure d'ammonium	0,01672	
» de calcium	0,47099	
» de magnésium	0,20391	
Bromure de magnésium.	0,00355	
Iodure de magnésium	vestiges	
Sulfate de chaux	0,09022	
Acide silicique	0,05992	
Substances organiques	faibles traces	

Insolubles par l'eau pure, solubles par   7,82694
l'acide carbonique.

Carbonate de chaux.	0,41804	
» de magnésie	0,01039	
» de baryte		
» de stronliane $\}$	traces	
» ferreux	0,00565	
» de cuivre, quantité infiniment petite.		
» manganéseux	0,00059	
Phosphate de chaux	0,00039	
Arséniate de chaux.	0,00015	
Argile contenant de l'acide silicique . .	0,00051	
Substances organiques	traces	0,43572
Somme des principes solides		8,26266

B. Gaz.

Acide carbonique combiné avec les carbonates simples, de manière à former des bicarbonates	0,19169	
Acide carbonique libre	0,31653	
» supposé libre.	0,50822	
Azote.	0,00200	
Somme des gaz		0,51022
Somme de tous les principes		8,77288

Évalué en volumes, l'acide carbonique réellement libre contenu dans 1000 grammes d'eau mesure 200,5 CC; l'acide carbonique supposé libre, 322,4 CC; l'azote, 3,22 CC, à la température de la source et sous une pression barométrique ordinaire.

Une livre d'eau de 7680 grains contient :

		grains.
Chlorure de sodium.		52,49779
» de potassium		1,11974
» de lithium.		0,00138
» d'ammonium.		0,12841
» de calcium.		3,61720
» de magnésium		1,56603
Bromure de magnésium.		0,02726
Iodure de magnésium, quantité infiniment petite .		—
Sulfate de chaux		0,69289
Acide silicique		0,46018
Carbonate de chaux.		3,21055
» de magnésie		0,07979
» de baryte.		traces
» de strontiane.		—
» ferreux.		0,04339
» manganéseux.		0,00453
» de cuivre, quantité infiniment petite. .		
Phosphate de chaux.		0,00299
Arséniate de chaux.		0,00115
Silicate d'argile.		0,00392
Substances organiques		traces
Somme des principes solides		63,45720
Acide carbonique combiné avec des carbonates simples, de manière à former des bicarbonates	1,47218	
Acide carbonique libre	2,43095	
» supposé libre.	3,90313	
Azote.	0,01540	
Somme des gaz		3,91853
Somme de tous les principes		67,37573

L'acide carbonique réellement libre contenu dans une livre d'eau = 32 pouces cubes mesure 6,416 pouces cubes; l'acide carbonique prétendu libre, 10,317 pouces cubes; l'azote, 0,103 pouces cubes à la température des sources, sous la pression barométrique ordinaire.

Les analyses anciennes ont été entreprises par Ritter, vers la fin du dix-huitième siècle; Lade senior, en 1820; Kastner, 1822 et 1833; Jung, 1839; Figuier et Mialhe, 1847; Lade fils, 1847.

Les résultats obtenus par MM. Lade s'accordent le plus avec ceux de Fresenius. Ils ne présentent que de légères différences, par exemple, dans la mesure du fer et du bromure de magnésium, que Fresenius lui-même a expliquées en les attribuant à la méthode d'évaluation employée par ces chimistes. Les analyses de Kastner et de Jung diffèrent également d'une quantité très-faible dans la mesure du chlorure de calcium et du sulfate de chaux; mais comme le poids spécifique des eaux du Kochbrunnen, tel qu'ils l'ont constaté, est d'accord avec celui trouvé par Fresenius, il s'ensuit nécessairement qu'il s'est glissé dans leurs calculs une erreur de quantité. Les expériences de Figuier et Mialhe donnent pour la somme des éléments solides un chiffre conforme à l'analyse que nous adoptons, mais présentent, dans l'évaluation des divers sels, des différences que Fresenius attribue à des erreurs manifestes. Ils semblent avoir méconnu complétement la présence du chlorure de calcium, en le confondant avec le chlorure de sodium, puisque ces deux substances ensemble, dans l'analyse que nous avons adoptée, pèsent 56 grains 11499, et que le chiffre de ces messieurs, pour le chlorure de sodium seulement, est de 55 grains 93500.

Sauf ces différences d'une importance très-secondaire, toutes les analyses entreprises jusqu'à ce jour s'accordent entre elles, et prouvent en même temps que la composition des eaux du Kochbrunnen n'a subi aucune modification appréciable dans les trente dernières années.

Fresenius n'a analysé, jusqu'à présent, que les eaux du

Kochbrunnen, et nous sommes réduit à nous en tenir, pour les autres sources, aux travaux plus anciens de Kastner.

Nous donnons ci-après les résultats obtenus par l'analyse des eaux du Kochbrunnen, de l'Aigle et du Schützenhof :

Dans 16 onces d'eau :

	Kochbrunnen.	Aigle.	Schützenhof.
Acide carbonique pré-tendu libre, sous 27″ 3‴, hauteur baromét.	7,166 p. c. à + 70° C.	6,806 p. c à + 52° C.	5,600 p. c. à + 28,5 C.
	grains	grains	grains
Carbonate de chaux . .	1,98500	1,17600	1,14500
Talk, contenant de l'acide carbonique . . .	0,12200	0,12000	0,12050
Carbonate ferreux . . .	0,07750	0,05500	0,00500
» manganéseux	0,00035	traces	—
Sulfate de soude	1,112	1,100	0,375
Chlorure de calcium . .	5,785	5,775	3,751
» de magnésium	1,300	1,275	1,025
Bromure de magnésium	1,0625	0,0625	0,0605
» de sodium . .	0,0010	0,0010	0,0005
Iodure de sodium. . . .	0,000025	0,000025	traces douteuses.
Chlorure de sodium . .	45,285	45,275	38,052
» de potassium .	0,305	0,300	0,195
Acide silicique	0,375	0,350	0,115
Argile	0,072	0,055	0,025
Extrait organique. . . .	1,850	1,800	0,035

Limon des bains, formation pseudo-mucilagineuse.

Ce tableau comparatif nous fait voir suffisamment que ces trois sources ne diffèrent point entre elles par la qualité des substances qu'elles contiennent. Sous le rapport de la quantité, on ne trouve que de faibles variations entre celles de l'Aigle et du Kochbrunnen.

Les différences plus notables entre les eaux du Schützenhof d'une part et celles de l'Aigle et du Kochbrunnen de l'autre, peuvent s'égaliser, rien qu'en ajoutant à ces dernières une certaine quantité d'eau ordinaire.

Kastner a également analysé les autres sources, et a trouvé que leur composition chimique est semblable tantôt à celle du Kochbrunnen, tantôt à celle de l'Aigle. Tout récemment, l'analyse de la source de la maison Wœrner, entreprise par M. Wildenstein à la température 51° — 52° R., a montré que celle-ci contient les mêmes principes et dans la même proportion que le Kochbrunnen, sauf une légère différence de deux grains seulement dans la quantité du chlorure de sodium.

Toutes nos sources minérales chaudes, à l'exception de celle du Schützenhof, peuvent donc, en tant qu'elles doivent servir à l'usage médical, être considérées comme semblables sous le rapport de la qualité, et même sous celui de la quantité de leurs principes minéralisateurs. La conformité de leur poids spécifique eût suffi à la rigueur pour démontrer cette similitude. Cependant quelques médecins, entre autres Ritter et Peetz, ont soutenu l'opinion contraire. Mais les prétendues différences qu'ils ont cru observer dans nos eaux thermales proviennent soit de la méthode analytique défectueuse employée de leur temps, soit de circonstances étrangères à leur travail, mais très-susceptibles d'en modifier les résultats, comme l'exposition particulière de la source, le mode de construction et l'arrangement intérieur de nos thermes, etc.

Il se dégage de nos sources thermales des bulles gazeuses très-abondantes, au point que les eaux semblent être en ébullition. L'analyse de ces gaz a donné les résultats suivants :

	Fresenius 1850.	Lade 1847.	Kastner 1822.	Gmelin.
Azote	20,2	16,8	13,07	17,7
Acide carbonique	79,8	83,2	86,50	82,3
Oxygène.	traces	traces	0,43	—

Ces chiffres représentent des volumes.

Analyse des précipités.

La limpidité de nos eaux thermales est troublée par des substances qui n'y sont pas en dissolution, mais en suspension seulement. Fresenius entreprit de les analyser, et trouva qu'elles contiennent sur 1000 parties d'eau du Kochbrunnen :

Acide silicique	0,00054
Carbonate de chaux.	0,00121
» de magnésie	0,00044
Oxyde de fer	0,00161
Acide phosphorique.	faibles traces
» arsénique	0,00010
Total des principes solides . . .	0,00390
Acide carbonique	0,00167

Lorsque l'on débarrasse l'eau de ces substances en suspension, en la filtrant, et qu'on la laisse reposer quelque temps dans des vases clos non entièrement pleins, afin qu'elle reste soumise à l'absorption de l'oxygène, il se forme un second précipité, brun rougeâtre, composé sur 1000 parties d'eau de :

Acide silicique	0,00026
Carbonate de chaux.	0,00050
» de magnésie	0,00059
Oxyde de fer	0,00211
Acide phosphorique.	0,00018
Total des principes solides. . .	0,00364
Acide carbonique.	0,00172

Quand, après avoir débarrassé l'eau de ce précipité, on la fait chauffer de manière à la réduire, par une évaporation lente, à un huitième de son volume, on obtient un troisième

précipité de couleur blanche, très-abondant, contenant sur
1000 parties :

Carbonate de chaux	0,41678
» de magnésie	0,00936
Oxyde de fer	0,00015
Carbonate de magnésie	0,00059
Argile contenant de l'acide silicique. .	0,00051
Total des principes solides. . .	0,42739
Acide carbonique	0,50483

Ces trois précipités donnent sur 1000 parties d'eau un total
de 0,43493, et les substances qui restent en dissolution s'élèvent
encore à 7,82614. Leur formation est due à une double cause :
l'action de l'oxygène de l'air et la fuite de l'acide carbonique
qui donne lieu à la décomposition des bicarbonates. Ils donnent
naissance à ce sédiment concrétionné, appelé *Sinter*, que l'on
trouve dans les bassins de nos sources et dans les canaux de décharge. A l'état de siccité, ce sédiment est d'une couleur jaune
rougeâtre, tirant sur le brun, et se présente tantôt à l'état
pulvérulent, tantôt sous forme de masse compacte, de structure
cristalline. M. Fresenius en fit également l'analyse, et choisit
pour ses opérations les trois espèces suivantes :   ·

a) Les parties les plus légères du sédiment vaseux d'un canal
de décharge, obtenues au moyen d'un lavage, et devant contenir les substances qui se précipitent de prime abord, par
l'action de l'oxygène de l'air. Elles sont de même nature que
les flocons bruns que l'on voit s'agiter en tournoyant, lorsque
l'on remue l'eau à l'orifice de la source, et qui nagent quelquefois en assez grande quantité dans celle qu'on vient d'y
puiser.

b) Les concrétions d'un brun rougeâtre, tirant sur le gris,
en forme de grappes de structure cristalline, qui se trouvent
par masses près de l'orifice de la source du Kochbrunnen.

c) Le sédiment à l'état de siccité provenant du canal de décharge qui se dirige vers l'hôtel de la *Rose*.

Cent parties de ces trois sortes de dépôts contiennent en poids :

	Sédiment *a*.	Sédiment *b*.	Sédiment *c*.
Carbonate de chaux	13,663	90,7364	94,3390
» de magnésie . .	traces	0,4969	0,6760
Sulfate de chaux.	—	0,0134	0,1860
» de baryte et de strontiane	0,164	traces	0,0518
Oxyde de fer.	61,103	4,8836	2,2225
Carbonate manganéseux . .	traces	quantité minime	traces
Argile	—	—	—
Acide arsénique	1,736	0,1210	0,0495
» phosphorique	0,075	traces	traces
» silicique.	10,447	1,1712	0,4530
Silicate de chaux.	3,346	—	—
Substances organiques. . .	traces	traces	traces
Sels solubles.	—	—	—
Eau, substances échappant à l'analyse, perte	9,466	2,5775	1,7575
	100,000	100,000	100,000

Si nous rapprochons les trois analyses ci dessus des précédentes, nous sommes frappés de la similitude de leurs résultats tant sous le rapport de la composition chimique des précipités artificiels et des dépôts naturels, que sous celui de l'ordre dans lequel les uns et les autres se succèdent, et nous voyons en même temps que dans leur formation c'est le bicarbonate de fer qui doit se précipiter d'abord à l'état d'oxyde de fer, tandis que les bicarbonates de magnésie et de chaux ne se décomposent que plus tard.

Les recherches de M. Fresenius sur la cause et sur l'ordre de succession des précipités sont d'un grand intérêt dans la pratique; elles ont servi à démontrer la fausseté d'une ancienne opinion d'après laquelle on attribuait la formation des précipités au refroidissement de l'eau. Cette opinion fut soutenue par Gerlach et Kastner. Le premier, à la suite de divers essais, prétendit que l'eau du Kochbrunnen et celle du Schützenhof, c'est-à-dire la plus forte et la plus faible de nos sources, deviennent d'une force à peu près égale, quand on les laisse refroidir jusqu'à 27° R. Kastner attribua la décomposition chimique des eaux et la formation des précipités au refroidissement du liquide et au fait connexe de l'absorption de l'air par l'extrait organique.

Les analyses de M. Fresenius prouvent, au contraire, que l'absorption plus considérable et la fuite de l'acide carbonique n'ont pas pour cause le refroidissement, mais bien l'élévation de température des eaux, et que les altérations qui s'y opèrent ont pour condition *sine qua non* le contact de l'air. Elles démontrent en même temps que l'eau du Kochbrunnen, exposée à l'action continue de l'air et appauvrie par la formation des trois précipités ci-dessus, est encore plus riche que celle du Schützenhof à l'instant où elle jaillit du sol, et mettent en évidence l'utilité de la méthode qui consiste à préparer le bain en coupant l'eau chaude avec de l'eau minérale qu'on a laissé refoidir. Nous voyons même par là que s'il y a une différence à faire entre un bain coupé et un autre que l'on aurait laissé refroidir peu à peu, cette différence serait entièrement au désavantage de celui-ci. Il est vrai qu'un bain préparé par ce dernier procédé se couvre d'une sorte de croûte saline qui persiste tant que la surface de l'eau n'en a pas été agitée, preuve irrécusable qu'il n'a pas déjà servi à un premier usage. Mais cet avantage n'est qu'illusoire, l'intérieur de nos établissements thermaux étant soumis de nos jours à une surveillance tellement active qu'une fraude de ce genre n'est plus possible. Le premier mode est donc préférable sous tous les rapports.

Ce que nous venons de dire de la préparation des bains s'applique également à l'eau thermale devant servir à la boisson. On fera donc bien de couper l'eau que l'on vient de puiser à la source avec de l'eau minérale refroidie à l'avance dans des vases soigneusement bouchés, afin de la rendre plus promptement potable, et d'éviter par là, autant que possible, la déperdition des principes minéralisateurs.

Notre eau thermale, mise en cruchons rapidement et bouchée avec soin, perd, en tout, 0^{grain},058 par livre, de ses principes; perte minime, pouvant être négligée, et sûrement moins sensible que celle qu'éprouve l'eau puisée à la source par nos baigneurs, vu qu'ils la laissent, en la buvant, exposée à l'air pendant plus d'un quart d'heure, et qu'ils ont, en outre, la mauvaise habitude de jeter le fond du verre.

Les expériences de M. Fresenius sur les précipités de nos eaux et sur l'ordre de leur formation ont jeté un trait de lumière sur l'art de les approprier à un usage médical déterminé, en nous révélant des procédés fort simples pour obtenir la diminution ou l'élimination de tel ou tel de leurs principes.

Analyse des sources minérales froides.

Nos eaux minérales froides décrivent une sorte de demicercle autour des sources thermales. La source du Faulbrunnen, surtout depuis qu'elle a été nouvellement encaissée, est la seule qui serve aujourd'hui à un usage médical. Nous nous bornerons à relater ici l'analyse de cette dernière que nous devons à M. le docteur C. W. Philippi.

Analyse des eaux du Faulbrunnen de M. le docteur C. W. Philippi.

Les eaux du Faulbrunnen contiennent :

	sur 1000 parties d'eau,	sur 7980 grains = 1 livre.
Chlorure de sodium	3,405864	26,157036
» de potassium. . . .	0,090019	0,601345
» de lithium	indéterminé	—
» d'ammonium. . . .	0,013876	0,106568
» de calcium.	0,291369	0,237714
» de magnésium . . .	0,106367	0,816899
A reporter. . .	3,907495	27,919562

Report . . .	3,907495	27,919562
Bromure de magnésium . . .	traces	—
Iodure de magnésium	indéterminé	—
Sulfate de chaux.	0,108120	0,830362
Acide silicique.	0,054258	0,416701
Carbonate de chaux	0,236598	1,817073
» de magnésie . . .	0,008147	0,062561
» de baryte	indéterminé	—
» de strontiane . . .	item	—
» ferreux	0,000809	0,006213
Carbonate manganéseux . . .	traces distinctes	—
Phosphate de chaux	item	—
Silicate d'argile	item	—
Fluorure de calcium	traces douteuses	—
Sel nitraté	item	—
Total des principes solides	4,315426	33,142471
Acide carbonique prétendu libre	0,355095	2,727129
Gaz hydrogène sulfuré. . . .	traces distinctes	—
Total de toutes les substances.	4,670521	35,869600

Si nous comparons les résultats ci-dessus avec ceux que présente l'analyse des eaux du Kochbrunnen, nous voyons que ces dernières contiennent en principes minéralisateurs près du double de celles du Faulbrunnen, et que le rapport des deux sources entre elles est à peu près comme 1 : 2.

Chapitre VIII.

FORMATION DES SOURCES MINÉRALES DE WIESBADEN.

Les eaux minérales, principalement les sources thermales, présentent un phénomène de la nature tellement remarquable, l'emploi dans les cas les plus graves en a produit des résultats si merveilleux, que l'étude de leur origine et des conditions de

leur existence ne saurait être indifférente à personne. Pour
le médecin, elle est d'un grand intérêt en ce qu'elle lui fait
connaître la véritable cause de l'efficacité des eaux, leurs propriétés curatives et, par voie de déduction, l'opportunité et le
mode de leur application.

Dans tous les temps l'origine ou la formation des sources
minérales a été un sujet de méditations et de recherches pour
le philosophe et pour le naturaliste, et a donné naissance à des
théories telles que les comportait l'état des sciences naturelles
de l'époque, à des doctrines répondant aux idées préconçues
des écoles philosophiques, ou bien en harmonie avec la disposition d'esprit des savants qui les avaient imaginées.

Ces théories appartiennent à deux ordres d'idées très-différents. Les unes assignent à la formation des sources minérales
une cause surnaturelle; les autres en expliquent l'origine au
moyen des lois de la physique, et sont par conséquent du do-
maine de la science. Les premières reposent souvent sur une
donnée purement religieuse: l'antiquité payenne, par exemple,
voyait dans les sources thermales autant de divinités bienfaisantes. Dans les idées du moyen âge, elles passaient pour des
émanations de la volonté divine, et, suivant Origène, ce sont
des larmes versées par les anges déchus en expiation des péchés
de l'humanité. D'autres fois ces théories s'élèvent à des considérations philosophiques; quoique datant d'une époque plus
rapprochée de la nôtre, elles ne sont guères plus judicieuses
que les précédentes, et reposent, en général, sur les conceptions erronées de l'école de la philosophie naturelle. Pour les
inventeurs de ces dernières, Keferstein[1], Steffens, Alexis et
autres, les eaux thermales sont le produit organique du travail
vital de la terre, du principe vital primordial. En donnant libre
carrière à leur imagination, ils ont dit sur cette matière des
choses fort belles, mais, hélas! bien peu vraies. Keferstein fait

---

[1] Keferstein, *Rudiments d'histoire naturelle du corps terrestre*, Leip-
zig 1834.

dériver la formation des sources du travail respiratoire de la terre; il veut y voir le produit de l'acte d'exhalation du globe. Steffens va plus loin dans cette voie fantastique : il attribue à l'organisme terrestre une action spontanée sur la lune, en vertu de prétendus rapports de polarité, et considère les sources comme le produit d'organes de sécrétion de notre planète, ce qui fit dire plaisamment à Berzelius que la terre devait être pourvue d'un grand nombre de reins. Nous ne mentionnons ces singulières élucubrations que comme un objet de pure curiosité, et tenons toute espèce de réfutation pour superflue.

Parmi les théories qui reposent sur une base scientifique, trois, de nos jours, comptent encore des partisans : celle du travail électro-galvanique, celle de la sublimation, et celle du lavage.

La théorie du travail électro-galvanique appartient aussi à l'école de la philosophie naturelle, mais elle a la prétention de s'appuyer sur les données de l'histoire naturelle et sur les lois de la physique. En Allemagne, ses défenseurs les plus ingénieux furent Harless et Wurtzer. En France même, elle eut des adhérents dans Socquet, Martinet et Fodéré.

Cette théorie suppose dans l'intérieur du globe des couches immenses de fossiles juxtaposées et superposées, formant de gigantesques batteries galvaniques en activité, et déposant des sels à leurs extrémités polaires en même temps qu'il s'y développe du calorique; en d'autres termes, un modèle de la pile de Volta exécuté par la nature sur une échelle colossale. Par les effets continus et d'une intensité toujours égale de ces batteries gigantesques, les partisans de cette doctrine croient expliquer les proportions toujours constantes dans la composition chimique, l'égalité de la température, ainsi que la durée des sources minérales, qu'ils appellent les créations vivantes de l'organisme minéral primordial, ou les produits organiques de l'organisme terrestre.

Il est inutile de dire que cette théorie ne repose sur aucune preuve fournie par l'expérience. La géologie n'a jusqu'à ce jour découvert nulle part, dans le sein des montagnes, des couches dans un état de tension et d'activité électro-galvanique.

Supposons d'ailleurs que le hasard se soit chargé de construire dans le sein du globe une immense pile voltaïque : cette pile serait insuffisante pour expliquer l'origine des sources minérales, car à l'un des pôles il ne devrait se former que des bases, à l'autre que des acides, et il faudrait, pour arriver à expliquer la formation des sels contenus dans les sources, imaginer à côté de la pemière une seconde pile composée de couches disposées en sens inverse. Remarquons en outre que si les partisans du travail électro-galvanique veulent mener leur théorie à bonne fin, ils doivent nécessairement admettre dans le sein de la terre l'existence de ces immenses magasins de sels si vivement combattue par eux dans la théorie de la formation des sources par le lavage, à moins qu'ils n'aillent jusqu'à affirmer que les bases et les acides sont tirés du néant par l'action galvanique, conformément à la belle découverte de Pachiani, à laquelle aucun naturaliste, pas même son auteur, ne saurait croire sérieusement.

Dans la théorie par la sublimation, on envisage les sources minérales comme étant les manifestations, les productions durables et paisibles d'un foyer volcanique. On y admet, et en ceci cette théorie est d'accord avec la plupart des systèmes anciens ainsi qu'avec la théorie du lavage, qu'il existe dans les profondeurs de la terre une masse ignée, cause coefficiente des sources minérales. Mais elle s'écarte de cette dernière en ce qu'elle considère les eaux comme étant le produit direct de ce foyer central, tandis que la théorie du lavage n'en fait dépendre que certaines conditions de la formation des sources.

Stift[1] est le premier qui se prononça ouvertement pour la théorie par la sublimation. Suivant lui, les sources minérales sont, à l'instar des éruptions volcaniques, un effet de ce feu central, témoin irrécusable que notre globe est sorti des mains

____

[1] *Description géognostique du duché de Nassau.*

du Créateur à l'état de masse en fusion. « Aussi longtemps, dit-il, que les émanations gazeuses de ce foyer furent contenues par les masses des montagnes, leur force expansive dut augmenter jusqu'à ce qu'elle leur frayât un passage par des soulèvements et des déchirements. Au même instant les laves firent éruption, les roches volcaniques se formèrent, et les émanations terrestres trouvèrent une issue à travers les crevasses de ces roches. Puis, les éruptions cessèrent, le grand travail de la nature dans les entrailles de la terre s'organisa régulièrement, et put se manifester d'une manière continue dans les sources minérales auxquelles l'eau météorique, affluant par les crevasses du sol, servit de véhicule. »

Il rejette l'action exclusive de la sublimation dans la formation des eaux minérales, et admet le concours de certains phénomènes atmosphériques. Il suppose même que la majeure partie de l'eau des sources minérales chaudes et toute celle des sources froides n'est autre que de l'eau météorique qui s'infiltre dans les profondeurs de la terre par les voies déjà indiquées, tantôt pour se combiner avec l'eau formée au foyer central et chargée de substances minérales, tantôt, sans pénétrer jusqu'au foyer même, pour en recevoir les exhalaisons et les sublimations, et, de là, revenir au jour en vertu des lois hydrostatiques dont la puissance est encore augmentée par la pression des gaz.

La théorie de la sublimation se distingue de la précédente en ce qu'elle repose sur une base véritablement scientifique.

Elle a été développée avec beaucoup de talent, et il est à regretter que Stift n'ait pas tenu sa promesse, en poussant jusqu'au bout ses savantes investigations. Nous mettrons à profit, pour la théorie du lavage, son excellente démonstration de l'origine simultanée des roches volcaniques et des sources minérales. Un grand nombre de celles-ci, on ne saurait le méconnaître, doivent leur naissance à l'action volcanique, et, dans bien des cas, les eaux n'ont dû recevoir leurs principes minéralisateurs qu'à la suite d'un travail de sublimation. Mais par contre, dans beaucoup d'autres cas, il serait difficile de prouver qu'une pareille action ait jamais existé ou existe encore. La proportion toujours constante des substances minérales, l'égalité de la température et du volume des sources ne témoignent pas en faveur de l'action volcanique continue. Elles la rendent, au contraire, invraisemblable; car on comprend aisément qu'un volcan puisse s'éteindre, mais non pas comment il se réduirait aux proportions minimes d'un feu égal et modéré.

Nous arrivons maintenant à la théorie qui explique la formation des eaux minérales par le lavage des fossiles terrestres, théorie qui dans ces derniers temps a été l'objet de nombreuses recherches, et qui s'est élevée par des démonstrations scientifiques au rang des vérités les mieux établies. Elle remonte à l'antiquité la plus reculée. Aristote dit, dans sa météorologie et ses problèmes, que la couleur et la saveur de l'eau dépendent des propriétés du sol qu'elle traverse. Pline formule toute la théorie en ce peu de mots : *tales sunt aquæ qualis est terra per quam fluunt* (Telle la terre, telles les eaux qui la traversent). Ce qui n'était pour l'antiquité qu'un axiome philosophique fut confirmé, dans les temps modernes, par les découvertes de la science. Dabord, des savants comme Berzelius, Fontan, Bischof et Vetter montrèrent la grande conformité de la composition chimique des eaux minérales avec celle des roches qui se trouvent dans leur voisinage. Ensuite, on démontra que dans de certaines conditions les roches abandonnent aux eaux filtrant à travers leurs couches les substances chimiques constitutives des eaux minérales. C'est à Struve[1] qu'appartient le mérite d'avoir le premier prouvé ce fait directement au moyen de l'analyse chimique, et d'avoir dissipé par là toute espèce de doute sur la formation d'un grand nombre de sources minérales. Il produisit artificiellement, à quelques différences insignifiantes près, et en opérant sous une pression de deux atmosphères environ, de l'eau de Bilin (*Josephsquelle*), avec

---

[1] *Reproduction artificielle des eaux minérales thermales.*

du porphyre schisteux venant du Donnersberg, près de Tœplitz (Bohème) et de l'eau chargée d'acide carbonique. La voie étant ainsi tracée, de nouvelles investigations firent voir que le sol des montagnes aux environs des sources en contient tous les éléments. Par des travaux ultérieurs, Struve put se convaincre que l'eau chargée d'acide carbonique opère dans la plupart des roches, même sous la pression modérée d'une atmosphère et demie, la décomposition des silicates de soude et de potasse; que l'eau pure exerce déjà une action décomposante sur certaines roches, et dissout, dans le porphyre schisteux et les basaltes du Plattenberg, le carbonate de soude et surtout le sulfate de soude et le chlorure de calcium; mais que l'eau doit être chargée d'acide carbonique pour dissoudre les silicates et donner naissance à des bicarbonates solubles.

Enfin, des chimistes et des géologues distingués, ayant entrepris d'autres essais sur diverses roches existantes dans le voisinage immédiat de sources minérales, démontrèrent que la formation des eaux minérales était subordonnée à la présence d'un acide, notamment de l'acide carbonique, et firent connaître le rôle que jouent, dans cette formation, la production de la chaleur ainsi que les lois de la pression hydrostatique.

Bischof[1], à la suite de ses savantes recherches, réunit, pour les comparer entre eux, tous les faits déjà constants, et en déduisit en faveur de la théorie du lavage les preuves les plus concluantes. Voici les résultats auxquels il est arrivé :

L'eau nécessaire à la formation des sources est fournie par l'atmosphère. Après avoir filtré à travers les couches rocheuses, elle y donne naissance à un travail de dissolution ou de décomposition, suivant que les substances qui doivent entrer dans la composition de l'eau minérale existent déjà dans les roches à l'état soluble, ou qu'elles s'y trouvent combinées avec d'autres corps qu'elles n'abandonnent qu'après une décomposition préalable. Pour opérer la dissolution, l'eau pure est suffisante,

---

[1] *Traité de géologie physique et chimique.*

tandis que le travail de décomposition exige, en outre, la présence d'un acide, de l'acide carbonique, par exemple, de l'acide chlorhydrique, ou de l'acide sulfurique. Le travail de décomposition est dû, communément, à l'action de l'acide carbonique, lequel, en agissant sous une pression modérée sur des minéraux contenant de l'acide silicique, en élimine ce corps et donne naissance à des bicarbonates.

La production et la présence des acides, notamment de l'acide carbonique, ont été diversement expliquées par les géologues et les chimistes. Selon Liebig, l'acide carbonique est fourni soit par l'atmosphère, et pénètre dans le sol avec l'eau météorique, soit par la décomposition de l'humus ou de restes organiques considérables contenus dans les formations de la lignite, et afflue d'ordinaire, par des lois latérales, aux lieux où l'eau minérale s'élabore. Il invoque à l'appui de son opinion les faits observés par Schapper, à l'époque où fut encaissée la source de Fachingen, et d'autres phénomènes du même ordre que l'on a constatés depuis près de Salzhausen. Bischof réfute l'opinion de Liebig. D'après ses démonstrations, le gaz acide carbonique, provenant des couches de lignite, ne saurait se produire à l'état comprimé; les substances organiques enfouies dans la terre ne seraient pas suffisantes pour donner naissance à de pareilles masses de gaz; il existerait d'ailleurs des sources minérales chargées d'acide carbonique dans des contrées où la lignite fait complétement défaut. Il pense que l'acide carbonique provient des roches neptuniennes les plus anciennes, et qu'il est engendré dans le sein de la terre, ainsi que les autres acides susceptibles de concourir à la formation des eaux minérales. Il considère leur production comme le résultat d'un travail volcanique entré dans sa dernière phase, ou comme la dernière production du feu central. A l'appui de son opinion, il nous montre ces exhalaisons d'acide carbonique, ou mofettes, qui s'échappent en abondance du sein de la terre dans des contrées où l'activité volcanique n'a jamais cessé d'exister, et d'autres exhalaisons qui continuent de se produire à la surface de volcans éteints depuis des siècles, parce que les voies frayées par l'éruption à travers les masses déchirées de la montagne subsistent encore. Il nous cite pour exemples la région moyenne de l'Allemagne où des exhalaisons gazeuses et, avec elles, l'apparition des eaux acidules suivent exactement les gisements de basalte, depuis l'Eifel supérieur jusqu'au Riesengebirg, et la France qui nous présente un phénomène analogue dans les montagnes de l'Auvergne et du Vivarais.

Tout semble donc nous indiquer qu'une des principales causes de la production de l'acide carbonique est due à l'activité volcanique entrée dans sa dernière phase. Mais ce gaz se développe également dans des contrées où il n'a jamais existé de foyer volcanique, partout où le sol des montagnes est traversé par des fissures assez profondes pour pénétrer jusqu'à la région de l'incandescence, pourvu qu'il s'y rencontre d'ailleurs les éléments nécessaires à sa formation, c'est-à-dire des roches contenant du carbonate de chaux et de l'acide silicique, sorte de calcaire primitif dont l'existence se présume aisément au-dessous des terrains de transition.

Après que l'on se fut rendu compte de la formation des sources minérales froides par des recherches sur les principes chimiques contenus dans les roches et sur le mode de production de l'acide indispensable, on fut longtemps arrêté par la difficulté d'expliquer scientifiquement la chaleur des eaux thermales. Des opinions divergentes furent émises à ce sujet : suivant les uns il faudrait attribuer cette chaleur au travail de décomposition chimique qui donne naissance aux sources elles-mêmes. Si cette opinion était fondée, les sources les plus riches en principes minéralisateurs devraient être également les plus chaudes, ce qui n'est pas. D'autres expliquent cette chaleur, ainsi que la production des substances chimiques, par l'action de l'électricité. Anglada a traité la question dans ce sens avec beaucoup de développements; mais on n'a pu, jusqu'à présent, démontrer l'existence de son prétendu courant électrique. Selon d'autres encore, le calorique des eaux thermales serait fourni par des volcans arrivés à leur dernière phase d'activité. Mais cette opinion n'est pas admissible, car il existe des sources thermales dans des contrées où l'imagination la plus vive ne saurait découvrir la moindre trace de volcans. Enfin, on attribua la température élevée des eaux thermales à la chaleur de plus en plus intense que l'on rencontre en pénétrant dans le sein de la terre, au feu central par conséquent. Telle fut déjà l'opinion d'Aristote, et, bien plus tard, celle de Kirchner, de Buffon, de Laplace, etc., et, ce qui n'avait été d'abord qu'une hypothèse se changea en certitude, grâce aux belles découvertes de la science moderne.

Les puits artésiens, en donnant naissance à des sources artificielles d'autant plus chaudes que le foret a creusé plus avant dans la terre, ont démontré victorieusement l'existence du foyer central, cause directe de leur chaleur. Pourquoi donc attribuer à une cause différente le calorique des eaux thermales? Nous laisserons de côté la question de l'état primitif de notre globe, ainsi que les arguments des vulcanistes et des neptunistes, pour ne nous en tenir qu'à la démonstration des faits qui établissent la preuve de l'augmentation de la chaleur vers le centre de la terre et nous expliquent d'une manière péremptoire la température élevée des eaux thermales.

C'est encore à Bischof[1], qui a réuni toutes les données de cette matière en les étayant de nombreuses découvertes et en tenant compte de toutes les influences étrangères, que nous sommes redevables de la démonstration des lois qui régissent la chaleur du feu central.

Après la découverte des puits artésiens, on ne tarda pas à s'apercevoir, ainsi que nous venons de le dire, que la température de ces puits s'élève assez régulièrement en raison de leur profondeur, et l'on s'appliqua à déterminer la loi de cette progression. D'après Bischof, l'augmentation de température

---

[1] *Théorie du calorique.*

est de 1° R. à raison de 115 pieds de Paris. Ses calculs reposent sur des sondages exécutés dans des conditions favorables et avec de grandes précautions. D'après les observations faites à Pregny, près de Genève, elle serait de 1° R. pour 114 pieds 6 pouces, et d'après celles faites à Mondorf, dans le Luxembourg, de 1° R. pour 113 pieds 9 pouces. Enfin, la température du puits de Grenelle, près de Paris, est de 22° R. à la profondeur de 2586 pieds, ce qui indiquerait une augmentation de température de 1° à raison de 117 pieds.

Studer et Poisson admettent cependant une progression plus faible. Dans le voisinage de volcans ou de roches volcaniques elle est, au contraire, plus forte, sans doute parce qu'en vertu de l'activité volcanique la masse ignée se trouve plus rapprochée de la surface terrestre. A Montemassi, par exemple, la progression est de 1° R. pour 61 pieds. Léopold Pilla prétend que cela ne tient pas seulement à des circonstances locales, mais à ce qu'en général, en Italie, le noyau incandescent de la terre est plus rapproché de la surface terrestre que dans les contrées septentrionales. Pour rendre cette loi de progression applicable à la chaleur des sources thermales, il faut tenir compte de la température propre à l'eau météorique qui y afflue. Les essais de Bischof ont démontré que la température de la croûte terrestre, sur une profondeur de quelques pieds seulement, correspond déjà au degré moyen de la chaleur de l'atmosphère du lieu. Or, comme l'eau météorique adopte très-promptement ce degré de chaleur, on doit également lui supposer la température atmosphérique moyenne.

Afin qu'une source minérale devienne en même temps thermale, il faut donc, et il suffit, qu'elle pénètre assez profondément dans la terre pour y rencontrer la température qui lui est particulière. Cette profondeur ne laisse pas que d'être considérable. Aussi, la plupart des sources thermales sont-elles jaillissantes, en vertu de la pression hydrostatique.

La théorie du lavage n'a pas manqué de soulever des objections assez nombreuses : on a contesté d'abord la possibilité qu'une aussi énorme masse de substances pût être amenée à la surface du sol, pendant des siècles, sans que les gigantesques magasins qui les fournissent en fussent épuisés, sans que les espaces minés eussent occasionné des éboulements. Mais Bischof s'est chargé de réfuter cette objection. Il existe, selon lui, des sources minérales qui s'appauvrissent. D'un autre côté, les substances le plus communément contenues dans les sources, telles que la soude et la chaux, sont également les plus répandues dans les fossiles terrestres. Avec nos idées habituellement restreintes, nous sommes sujets à erreur dans nos estimations des espaces du globe. La masse de soude contenue dans le Donnersberg (Bohème) pourrait alimenter les sources de Karlsbad pendant 35,000 ans; un cube de sel de 410 pieds serait suffisant pour cinq siècles. Quant aux excavations et aux éboulements dont on pense se faire une arme contre notre théorie, on ne saurait les admettre, parce que, dans la plupart des cas, l'eau minérale est produite par un lavage véritable, et que les vides qui pourraient en résulter sont immédiatement comblés par de l'eau fortement comprimée.

Une seconde objection se fonde sur les proportions constantes des principes minéralisateurs contenus dans les sources. Quelques thermes, il est vrai, ceux de Wiesbaden par exemple, n'ont pas varié sous ce rapport d'une manière appréciable durant les trente dernières années. Mais d'abord cette constance s'explique par l'existence dans le sein de la terre d'immenses masses de fossiles parfaitement homogènes. Ensuite, l'objection n'est pas fondée en fait, car un grand nombre de sources ont éprouvé des variations sous le rapport de leur richesse minérale. Dans tous les cas, il s'est écoulé trop peu de temps depuis les derniers perfectionnements de l'analyse chimique, pour que l'on soit autorisé à affirmer que cette richesse ne varie pas également dans les autres.

On est allé jusqu'à contester l'augmentation progressive de la chaleur vers le centre de la terre, et à nier que le feu central fût la cause de la température élevée des eaux thermales, en alléguant l'existence de sources froides à côté de sources thermales. On s'est fait une arme de certaines roches produisant de la glace, du froid qui règne dans certaines minières du nord, de la température très-basse des eaux vers le fond de la mer, etc. Mais ces arguments ne résistent pas à l'examen judicieux des faits sur lesquels ils se fondent, et dont les lois de la physique rendent parfaitement compte.

Enfin, on a objecté que si notre planète a été primitivement une masse ignée, s'il existe un feu central provenant de l'état primitif d'incandescence du globe, l'intensité de ce feu doit diminuer avec le refroidissement de la terre, et la température des thermes devrait, ce qui n'est pas, s'abaisser graduellement. La pétition de principe est ici évidente. Sans doute la terre se refroidit, mais lentement, d'un dixième de degré Celsius tous les 2000 ans, suivant Arago. Que l'on juge s'il a été possible d'observer, jusqu'à présent, une diminution de température dans les sources thermales.

Il n'y a donc pas à hésiter entre les trois théories que nous venons d'exposer. La justification complète de la théorie par le lavage au moyen de preuves tirées de la chimie, de la physique, de la géologie et de l'histoire naturelle ne laisse aucun doute sur l'origine de la plupart des eaux minérales. Elle n'exclut pas du reste entièrement la doctrine de la sublimation; elle se complète, au contraire, par celle-ci, en.lui empruntant la démonstration des influences volcaniques sur la formation des sources et l'hypothèse qui rend compte de la production de l'acide carbonique.

C'est d'après les errements de cette doctrine, et en nous aidant de nos connaissances sur l'état géognostique du Taunus, que nous allons essayer d'expliquer la formation des eaux thermales de Wiesbaden. Pour procéder méthodiquement, nous distinguerons le travail qui a présidé à la naissance, je dirais volontiers à l'enfantement de nos thermes, de celui au moyen duquel ils sont alimentés d'une manière continue et durable. Quoique ce dernier dépende du premier comme l'effet dépend de la cause, des forces très-différentes cependant ont déployé dans l'un, et déploient encore dans l'autre leur activité.

Nous sommes autorisés à admettre que la naissance de nos thermes, de même que celle de toutes les sources salines du versant méridional du Taunus, coïncide avec quelque grande catastrophe à la suite de laquelle le sol de la montagne fut déchiré violemment et traversé par des crevasses jusque dans les profondeurs les plus intimes. Cette catastrophe est antérieure aux temps historiques, car l'histoire des siècles les plus reculés, loin de mentionner une éruption volcanique, un tremblement de terre qui ait modifié le sol de notre contrée, nous apprend au contraire que nos sources ont existé dès la plus haute antiquité. Elle ne date pas non plus de la formation des terrains tertiaires et diluviens, car la géologie n'a pu découvrir dans ces derniers aucune trace d'un événement de cette nature. On ne peut pas davantage lui assigner pour cause l'action d'un foyer local dont les effets nécessairement limités n'expliqueraient pas l'identité de composition de sources disséminées sur une si grande étendue de territoire. Elle doit, en conséquence, remonter à la grande révolution terrestre qui souleva les masses de nos montagnes, en sorte que la naissance de nos eaux thermales se confond chronologiquement avec l'origine et la formation du Taunus.

Cette révolution eut lieu lorsque, après une longue trève, la force plutonienne de l'intérieur du globe souleva puissamment les dépôts marins de notre contrée, en agissant, suivant les géologues, principalement Horstmann et Rolle[1], d'une manière plus directe, plus énergique, sur la région méridionale. Par là elle souleva cette dernière à une plus grande hauteur que les dépôts voisins. Les couches situées à la base du soulèvement se brisèrent, et de là naquit cette grande crevasse du sol de la montagne qui s'étend tout le long du versant méridional du Taunus.

[1] *Description géognostique du Taunus*, 1850.

Voici les faits qui militent en faveur de cette opinion :

1° La pente abrupte de notre versant, qui est la cause déterminante de la dépression prononcée des bassins du Rhin et du Main.

2° L'affaissement méridional des couches du schiste rhénan opposé à l'affaissement septentrional des roches du Taunus.

3° La transformation, dont nous avons parlé plus haut, de la grauwake en roches du Taunus, par laquelle les roches d'origine neptunienne se rapprochèrent, sous le rapport de leur dureté et de leur structure cristalline, des formations plutoniennes.

4° Des perturbations provenant d'une force purement mécanique, telles que des déchirements, des courbures, des crêtes, des excavations, des stratifications irrégulières, lesquelles se rencontrent sur tout le versant méridional, et affectent de suivre une ligne parallèle au pied de la montagne.

5° Enfin, l'apparition du basalte dans le même rayon et sur la même ligne.

L'opinion de Horstmann et de Rolle mérite d'autant plus de créance qu'elle s'appuie sur des faits similaires. D'autres contrées riches en sources minérales présentent le même caractère géognostique que la nôtre. Celle de l'Eifel supérieur, si semblable au Taunus, offre également, selon Bischof, dans les terrains de transition, une grande crevasse que traversèrent des masses en fusion. Il en est de même de la contrée de Pyrmont, d'après Hoffmann.

Les causes auxquelles nos thermes doivent leur origine, telles qu'elles nous sont révélées par la conformation géognostique du versant méridional du Taunus, sont en conséquence les suivantes :

1° L'introduction de l'eau météorique favorisée par l'affaissement septentrional du schiste du Taunus opposé à l'affaissement méridional de la grauwake : en vertu de cette disposition géologique, l'eau absorbée par les extrémités schisteuses a pu pénétrer dans les profondeurs de la montagne. L'introduction en fut d'ailleurs facilitée par le quartzite, lequel, à raison de sa nature cristalline, donna naissance à de nombreux interstices, en se séparant des roches adjacentes. Les déchirements et les perturbations des couches rocheuses du Taunus, les crevasses et les conduits naturels qui en résultèrent, contribuèrent efficacement à recueillir l'eau et à la faire pénétrer dans le sein de la terre.

2° La présence d'un acide propre à la formation des eaux minérales, probablement l'acide carbonique, amené par les fissures et les crevasses provenant du soulèvement de la montagne et de l'apparition des masses en fusion.

3° Le calorique qui se rencontre à la profondeur où pénètrent les conduits naturels servant de véhicule à l'eau météorique.

4° Des fossiles solubles et décomposables représentés par les roches du Taunus que l'action de la chaleur a transformées, par les masses basaltiques qui ont surgi du sein de la terre, et très-probablement par des dépôts salifères formés dans les crevasses de la montagne.

5° Enfin, la rupture du sol le long de notre versant, par laquelle l'eau minérale toute formée a pu jaillir de terre.

Le second travail, celui de l'alimentation des sources minérales, s'opère au moyen de l'affluence continue de l'eau météorique et des gaz, dont les effets, se combinant avec ceux du feu central, agissent incessamment sur les substances solubles et décomposables des fossiles terrestres.

Les cimes de notre chaîne les plus aplaties à leur sommet, principalement la montagne de la Platte avec son gisement de grès décomposé, offrent un sol très-favorable à l'infiltration des eaux. Il est donc vraisemblable que c'est de là que proviennent celles qui concourent à l'alimentation de nos thermes. A cet effet, ces eaux doivent pénétrer assez profondément dans la terre pour contracter la température du Kochbrunnen qui est de 56° R. Il est aisé de mesurer cette profondeur par approximation : A la Platte, la température moyenne de l'atmosphère étant à peu près de 6° R., telle doit être, conformément aux

essais de Bischof, la température des couches superficielles de
la montagne. Les eaux météoriques, en pénétrant ces couches,
se mettent promptement au même niveau. Pour acquérir la tem·
pérature de 56° R., elles auront donc à descendre, suivant la loi
de l'augmentation progressive de la chaleur terrestre, de 50 fois
115 pieds, ou 5750 pieds, au maximum; encore ce chiffre est-il
exagéré, si effectivement le noyau enflammé de la terre est,
relativement, plus rapproché de la surface du globe dans les
contrées où l'action plutonienne s'est développée d'une manière
extraordinaire, et a donné lieu au soulèvement des masses en
fusion.

Les roches du Taunus ne contiennent que peu d'acides : dans
les terrains schisteux, List découvrit de faibles traces, seulement, d'acide chlorhydrique et sulfurique; dans le basalte ces
traces sont tellement insignifiantes qu'Erlenmeyer n'a pas jugé
à propos d'en déterminer la proportion.

Les acides qui prédominent dans nos eaux, l'acide chlorhydrique et l'acide carbonique, proviennent donc d'une autre
origine. Si nous parvenions à expliquer la production de l'acide
chlorhydrique, il nous serait facile d'en dériver la formation
des hydrochlorates, au moyen de l'action de cet acide sur le
schiste et le basalte. Mais il nous est impossible d'admettre que
cette production ait lieu par suite d'un travail souterrain, car
l'acide chlorhydrique ne se produit que très-rarement par ce
moyen, et uniquement dans les volcans en activité. Dans les
cratères éteints, il ne s'en produit plus, encore moins dans les
localités où il n'y a que de simples vestiges d'une action plutonienne ancienne.

L'acide carbonique, au contraire, est très-répandu sur toute
la surface terrestre, principalement aux environs de volcans
éteints ou en activité, et dans des contrées comme celle du
Taunus où les masses plutoniennes ont traversé violemment les
roches d'origine neptunienne.

La richesse de nos montagnes en acide carbonique est suffisamment démontrée par les sources de Soden, de Cronthal,

de Hombourg, de Nauheim, et par les exhalaisons de gaz libre qui s'en dégagent, de celle de Nauheim[1] principalement, où une seule source en dégage 14,9 pieds cubes par minute. Ce gaz, nous avons tout lieu de le croire, monte des profondeurs de la terre jusqu'à nos sources par les crevasses des roches du Taunus. D'après Bischof, il est produit par des gisements de calcaire exposé à la température de l'incandescence. Si, conformément aux indications de la géologie, nous évaluons à un mille la puissance des terrains de transition de la contrée rhénane, et par conséquent de notre chaîne, nous trouvons pour les couches subjacentes, en vertu de la loi de progression uniforme de la chaleur terrestre, une température de 206° R., le quart seulement de la chaleur nécessaire pour produire l'incandescence du calcaire et pour lui enlever l'acide carbonique. Ce calcaire doit donc être situé à une profondeur considérable, à moins que nous n'admettions que notre supputation nous a conduit à un résultat exagéré, parce que nous n'y avons pas tenu compte du déploiement relativement plus considérable des forces plutoniennes vers la région méridionale du Taunus.

L'acide carbonique produit par ce moyen est absorbé par l'eau. Celle-ci, devenue propre à un travail de dissolution et de lavage, secondée d'ailleurs par une pression hydrostatique qui, à une profondeur de 5000 pieds, s'élèverait à une centaine d'atmosphères au moins, traverse avec la plus grande facilité les roches les plus compactes.

Il s'agit maintenant de découvrir quelles sont ces roches : directement il est impossible d'y parvenir, car elles sont cachées dans les entrailles du globe. Nous en sommes donc réduits à argumenter du connu à l'inconnu, c'est-à-dire à déterminer la nature des roches souterraines d'après celle des couches paraissant à la superficie, et à expliquer, au moyen de ces dernières, la formation de nos thermes.

A la surface de la chaîne du Taunus, nous rencontrons en

[1] Bode, *Eaux de Nauheim.*

premier lieu le schiste avec ses filons de fossiles divers. D'origine neptunienne, il doit participer aux propriétés des roches de cette formation, et être propre à fournir les éléments des eaux minérales, ainsi que de nombreux essais, des expériences multiples l'ont démontré. L'action combinée, sur le schiste du Taunus, de l'eau chargée d'acide carbonique et de la pression d'un grand nombre d'atmosphères explique aisément le lavage du protoxide de fer, de la magnésie, de la chaux, de la potasse, de la soude et de l'argile, ainsi que la dissolution de l'acide silicique et de l'acide phosphorique. La baryte, la strontiane et le manganèse se rencontrent dans les filons du schiste. Nous obtenons de la sorte, au complet, à l'exception de l'iode et du brome, les métaux, les substances terreuses et les alcalis qui entrent dans la composition de nos eaux.

Après avoir rendu compte des composés de l'acide carbonique, nous devrions expliquer la formation du chlore, afin de rendre compte également des composés de l'acide chlorhydrique. Mais jusqu'à présent rien ne nous met sur la voie de la formation du chlore. List, il est vrai, a découvert dans son analyse quelques traces d'acide chlorhydrique et d'acide sulfurique ; mais ces traces, suffisantes à la rigueur pour expliquer la production d'un peu de gypse, ne le sont pas pour nous rendre raison de la quantité considérable des composés de l'acide chlorhydrique contenus dans nos sources.

La prédominance de la potasse sur la soude dans le schiste du Taunus, lorsque, dans nos eaux minérales, c'est au contraire la soude qui prédomine sur la potasse, pourrait jeter quelque doute sur le rôle que cette roche joue dans leur formation. Mais ce doute disparaît si l'on considère que la soude se sépare de ses composés bien plus facilement que la potasse ; que cette dernière est d'ailleurs absorbée de préférence par la végétation dont elle serait même un produit, suivant Harless. Par là s'explique cette prétendue disproportion des deux substances dans nos eaux. La présence dans les eaux de notre région de la potasse, dont la quotité s'élève pour quelques-unes

des sources de Soden jusqu'à 3,5 grains, est même pour moi
une preuve qu'elles sont formées par le schiste; car la potasse
se rencontre en très-faible quantité, seulement, dans le basalte,
et jamais dans les sources qui en proviennent.

Le schiste du Taunus ne suffisant pas, comme nous venons
de le voir, pour expliquer d'une manière complète la composition de nos eaux thermales, nous allons recourir à la seconde
espèce de roches paraissant à la superficie de notre chaîne,
et qui soit susceptible de concourir à leur formation, au basalte, lequel donne naissance à la plupart des eaux acidules,
ou contenant du carbonate de soude.

Cette roche, il est vrai, ne se montre avec une grande puissance ni aux environs de Wiesbaden, ni dans la région de nos
eaux salines. Mais, selon toute probabilité, les gisements que
nous en connaissons ne sont que les têtes de masses beaucoup
plus considérables remplissant les fentes et les crevasses de
la montagne. Il est donc permis de supposer que, dans les
profondeurs, l'eau chargée d'acide carbonique est mise en
contact avec le basalte aussi bien qu'avec le schiste. Malheureusement, si nous voulons faire dériver nos thermes de la dissolution et du lavage du basalte, il nous sera sans doute facile
de rendre compte des composés de l'acide carbonique; par
contre les métaux lourds nous feront défaut, ainsi que l'acide
chlorhydrique nécessaire à la formation des hydrochlorates,
en sorte que nous nous trouverons dans le même embarras
que tantôt avec le schiste du Taunus.

Pour combler cette lacune, il faut donc, ou bien que les
assises inférieures de ces roches contiennent une plus grande
quantité d'acide chlorhydrique, ou que nos eaux rencontrent
sur leur passage des couches d'une autre nature, riches en
hydrochlorates de soude, peut-être des gisements de sel gemme.

Nous n'avons aucune raison de croire que le basalte du Taunus soit, dans ses assises inférieures, plus riche en acide chlorhydrique qu'il ne l'est dans les couches supérieures, et nous
ne saurions admettre qu'il puisse fournir la quantité d'acide

chlorhydrique nécessaire à la formation de nos thermes; encore moins celle contenue dans des sources plus riches en chlorure de sodium, comme les eaux de Hombourg, de Soden et de Nauheim; car les analyses de Bischof nous montrent que le basalte en général est très-pauvre en acide chlorhydrique, et l'expérience a démontré que les eaux minérales originaires du basalte contiennent, comparativement aux nôtres, très-peu de chlorates. Il ne nous est pas permis de tenir compte de l'exception unique que l'on prétend tirer de la composition de la source de Münster, près de Kreutznach, dite *am Stein*, qui jaillit d'une roche de structure cristalline, et qui est passablement riche en acide chlorhydrique. Effectivement, si l'on peut supposer qu'elle en tire son origine, parce qu'elle ne contient pas de gypse, il est au moins tout aussi probable que ses éléments lui viennent de gisements de sel situés dans des terrains tertiaires.

Considérons d'ailleurs que certaines sources de Hombourg et de Soden contiennent de 120 à 130 grains de chlorates par livre, que la source n° 5, près de Nauheim, en contient jusqu'à 220 grains, et l'opinion des géologues qui prétendent dériver nos eaux thermales du basalte nous apparaîtra dans toute son invraisemblance.

La dérivation de l'acide chlorhydrique du schiste du Taunus, en supposant que ce corps se trouve en plus grande abondance dans les couches inférieures du schiste, présente aussi des difficultés insurmontables. Les analyses auxquelles l'argile schisteuse a été soumise jusqu'à ce jour n'y ont pas fait découvrir beaucoup plus d'acide hydrochlorique que dans le basalte. Cependant les sources minérales qui s'y forment contiennent des chlorates en quantité plus notable que celles originaires du basalte. Bischof pense que, selon toute probabilité, les sources de l'Eifel supérieure, riches en chlorure de sodium, tirent leur acide chlorhydrique du schiste des terrains de transition, puisqu'elles sont d'autant plus riches en sel de soude que le trajet dans les terrains schisteux en a été plus long.

On pourrait donc supposer que la richesse du schiste en acide chlorhydrique augmente progressivement dans les couches inférieures, et que si l'analyse de cette roche constate pour les couches supérieures la présence d'une faible quantité seulement de cet acide, on doit l'attribuer à l'action de l'eau météorique, laquelle, dans la suite des siècles, l'a dissout et entraîné avec elle dans les profondeurs de la terre.

Cette opinion paraît d'autant plus spécieuse que l'acide chlorhydrique contenu dans les fossiles, étant combiné avec la soude et la magnésie, est soluble dans l'eau douce, et que les masses, d'ailleurs très-puissantes, du schiste sont bien plus accessibles que le basalte à l'infiltration des eaux. Mais si elle était réellement fondée, celles des eaux minérales de notre contrée qui jaillissent de la plus grande profondeur devraient nécessairement être les plus riches en acide chlorhydrique, et réciproquement. Or, c'est précisément l'inverse qui a lieu. Les eaux de Wiesbaden, de beaucoup les plus chaudes et venant de 5000 pieds de profondeur, sont les plus pauvres en acide chlorhydrique, tandis que celles de Soden et de Hombourg, bien moins profondes, puisque la température moyenne en est de 14° et de 9° R., contiennent, indépendamment des chlorates, jusqu'à 112 et 116 grains de chlorure de sodium.

Nous en sommes donc réduit pour expliquer la présence, dans nos thermes, des chlorures et des chlorates, à supposer dans le sein de nos montagnes l'existence de roches salifères. La faible proportion de gypse qui se rencontre dans les eaux de Wiesbaden n'est nullement un obstacle à l'adoption de cette hypothèse, puisque d'autres sources de notre contrée contiennent du gypse en quantité plus considérable. Cette même hypothèse se trouve confirmée par la présence, dans nos eaux minérales, du chlorure de calcium et de magnésium, substances fortement représentées, d'après Bischof, dans les eaux provenant de formations sédimentaires saturées de sel gemme. Le brome et l'iode contenus dans nos sources indiquent aussi qu'elles sont originaires de dépôts marins salifères.

D'un autre côté, les caractères géologiques de notre contrée y rendent très-vraisemblable l'existence de couches de sel gemme ou de terrains tertiaires saturés de cette substance. D'après M. de Dechen [1], on doit supposer l'existence de dépôts de sel gemme dans les localités où il se rencontre des sources salées venant au jour dans des bassins bordés par des formations sédimentaires anciennes, et appartenant aux terrains de transition. Il compare ces bassins à d'anciens golfes, dont les eaux marines se seraient évaporées peu à peu en abandonnant leurs sels. Primitivement en communication avec la mer, ces golfes en auraient été isolés dans la suite par le soulèvement des montagnes. Leurs eaux auraient déposé, d'abord, des couches de calcaire et de grès, puis, l'évaporation étant plus avancée, du sel gemme et du gypse tantôt pur, tantôt mélangé d'argile. M. de Dechen nous montre à l'appui de son assertion les gisements de sel gemme en Allemagne, en France et en Angleterre, et cite principalement le bassin de Magdebourg comme étant un de ceux qui doivent contenir des dépôts de cette nature. Or, le bassin de Mayence avec son antique méditerranée reproduit tous les caractères de ceux décrits par M. de Dechen. Ce bassin a été en communication avec la mer et a contenu de l'eau marine dans les premiers âges du monde, ainsi que le démontrent la nature de ses dépôts tertiaires inférieurs et les pétrifications qui s'y rencontrent. Enfin, du côté de Wiesbaden, le bassin est limité par une formation sédimentaire, le schiste du Taunus. Bischof est d'accord sur tout ce qui précède avec M. de Dechen. Il ajoute que les dépôts de sel gemme doivent se rencontrer de préférence vers la région où les masses de formation ancienne présentent des excavations et des crevasses, caractères qui s'appliquent également à notre contrée.

Nous admettrons donc que la rupture du versant méridional du Taunus donna naissance à des crevasses, à des excavations

---

[1] De Dechen et Karsten, *Archives* XVI, p. 547.

considérables qui recueillirent l'eau de mer dont les dépôts formèrent des couches de sel gemme et d'autres roches salifères, et nous n'hésitons pas à faire dériver de là les chlorates, ainsi que le gypse, le chlore et le brome contenus dans nos sources. Quant à la production de l'azote, elle s'explique tout naturellement au moyen de l'air atmosphérique, qui, après avoir pénétré dans le sol avec l'eau météorique, a subi, en traversant des substances susceptibles d'oxidation, une décomposition activée par la chaleur.

La formation de nos eaux thermales est donc due, comme on vient de le voir, à un double travail : au lavage des fossiles et à la dissolution de quelques-unes de leurs parties intégrantes. Le premier s'opère par l'eau chargée d'acide carbonique qui, après avoir rempli les fissures et les crevasses de la montagne, lave, en les pénétrant, le schiste et le basalte. Le second s'accomplit au moment où les eaux viennent de traverser les couches salifères. Les produits du lavage, les carbonates, en se rencontrant avec ceux du travail de la dissolution, donnent lieu à des échanges partiels ; les carbonates de soude, par exemple, échangent leurs acides avec les chlorures de calcium et de magnésium. La double origine de nos eaux thermales, qui sont une solution à la fois alcaline et saline, ne saurait pour cela être méconnue ; elle en est même un des caractères distinctifs, et n'est pas sans importance pour leur emploi dans la pratique.

TABLE DES MATIÈRES

Chapitre V.

Les sources minérales de Wiesbaden considérées comme moyen curatif.

Considérations générales sur les cures des eaux minérales. — Altération des effets physiologiques par l'organisme morbide. — Deux méthodes curatives. — Méthode indirecte pour guérir les maladies par les eaux minérales. — La maladie thermale est à éviter. — Résumé des effets de nos eaux.

Chapitre VI.

Indications pour l'emploi de nos eaux minérales.

Les indications sont à déduire des effets physiologiques. — Maladies chroniques atoniques. — Dérangement chronique de la digestion : dérangement chronique de la digestion provenant d'aigreurs, de glaires, de l'atonie des organes digestifs, de l'irritation du canal intestinal. — Anomalies chroniques des mélanges du sang : albuminose, hydrémie, dyscrasies provenant de la production excessive et de la rétention de matières excrétoires, ou de la présence d'un principe morbifique particulier. — Anomalies chroniques de la circulation du sang : pléthore abdominale, hyperémie capillaire chronique. — Anomalies chroniques provenant d'exsudation et d'extravasion. — Anomalies chroniques de la nutrition : hypertrophie, atrophie, hétérotrophie. — Anomalies chroniques de la résorption. — Anomalies chroniques de la sécrétion : augmentation morbide de la sécrétion de la membrane séreuse, de la sécrétion urinaire, biliaire, salivaire, cutanée, et du flux menstruel. — Anomalies chroniques des excrétions, de l'excrétion intestinale, urinaire, biliaire. — Exanthèmes chroniques. — Anomalies chroniques du système nerveux ; névroses de la sensibilité, de la motilité.

Chapitre VII.

Du traitement.

Considérations générales. — Traitement interne : traitement digestif, dissolvant, purgatif. — Traitement externe : bains entiers ; traitement calmant et résorbant, excitant et sudorifique ; bains locaux, douches, bains de vapeur, aspersions, injections.

Chapitre VIII.

Moyens auxiliaires de la cure.

Influences climatériques sur les malades du nord de l'Europe, sur la cure des eaux, sur la cure d'hiver. — Régime : diète, disposition morale, exercice corporel. — Autres médicaments ; additions et modifications de l'usage interne et de l'usage externe des eaux. — Cures préparatoires et consécutives.

MONOGRAPHIE

DES

EAUX MINÉRALES

DE WIESBADEN.

SECOND CAHIER.

Chapitre premier.

EFFETS DE L'USAGE INTERNE DE L'EAU MINÉRALE DE WIESBADEN
SUR L'ORGANISME SAIN.

Nous nous proposons dans les pages suivantes de décrire les effets de nos eaux minérales sur l'organisme sain, afin de déduire de la connaissance de ces effets l'indication de nos eaux en cas de maladie, et la manière de les administrer à l'organisme malade.

C'est un mérite incontestable pour notre époque d'avoir su dignement apprécier la haute importance des effets physiologiques des médicaments, et d'en avoir étudié les effets sur l'organisme sain avec le secours de la chimie animale et de la microscopie. Car, de même que la physiologie est le fondement de la pathologie, de même que l'organisation et le chimisme morbides procèdent de l'état normal et ne s'expliquent que par ce dernier, de même aussi les effets physiologiques des médicaments fournissent le point de départ de leurs effets thérapeutiques. Ce n'est qu'une matière médicale basée sur les effets physiologiques qui peut résister à la fois aux hypothèses vaines et au brutal empirisme.

Les essais sur les effets physiologiques des eaux minérales sont jusqu'à présent peu nombreux, et nous ne sommes pas riches en observations sur cette matière. Soit défaut de zèle, soit intérêt mal entendu, on s'est obstiné dans la routine, et l'on a évité avec une sorte de répugnance craintive tout ce qui pouvait conduire à une balnéologie rationnelle. Il est donc temps, enfin, de frayer une voie nouvelle, et de mettre à profit pour nos eaux thermales les découvertes de la science.

La recherche des effets physiologiques de nos thermes ne présente pas de médiocres difficultés. Pour atteindre notre but, nous sommes dans la nécessité de faire un acte de synthèse, de mettre un corps inorganique en présence d'un corps vivant, d'établir une réciprocité de rapports entre les eaux minérales et l'organisme humain, et de nous rendre compte des modifications constantes qui en résultent de part et d'autre.

Tant qu'il ne s'agit que d'étudier les eaux thermales au moyen des réactifs de la chimie et des instruments de la physique, la tâche est aisée, car les lois qui régissent la nature inorganique sont connues. Il en est tout autrement de la recherche des modifications qui se développent dans l'organisme vivant. Le voile qui recouvre les lois de la nature organique est loin d'être levé, et les manifestations en sont obscurcies par la complexion de l'individualité et par la vicissitude des influences extérieures. Cette recherche, d'ailleurs, est, dans l'espèce, d'autant plus ardue, qu'aux difficultés générales viennent s'ajouter celles que nous oppose la composition de nos eaux thermales, dont les diverses propriétés physiques et la multiplicité des principes minéralisateurs constituent une substance thérapeutique très-compliquée.

Notre tâche consiste donc, ici, à discerner ce qui est constant de ce qui est variable, et à dégager ce qui est normal de ce qui n'est qu'accidentel : tâche ardue, mais non impossible, car si l'essence même de la vie organique nous échappe, si les phénomènes extérieurs par lesquels elle se manifeste semblent déroger à la règle de mille manières différentes, il existe cependant, pour les fonctions de l'organisme et le mélange des liquides, des lois sous l'empire desquelles procède le mécanisme de la vie.

En mettant nos thermes en contact avec l'organisme humain, il s'établit entre eux des rapports réciproques qui modifient tous les deux, et de cette réciprocité naissent des symptômes que l'on peut diviser en deux groupes : symptômes des modifications de l'organisme ; symptômes des modifications de l'eau thermale. Sans maintenir une séparation systématique entre ces deux groupes, nous aurons soin, cependant, en analysant les effets physiologiques de nos eaux, d'indiquer la cause et la nature de chaque symptôme en particulier.

Nos eaux thermales constituant une substance thérapeutique compliquée, il est très-difficile de les mettre en rapport avec l'organisme de telle manière que la totalité de leurs agents et de leurs principes minéralisateurs puissent entrer en jeu également et simultanément. Pour parer à cette difficulté, nous avons dû, afin d'arriver à une description aussi complète que possible de leurs effets, non-seulement en faire l'application sur différentes parties de l'organisme, mais encore les administrer à différentes doses et à divers degrés de force et d'agrégation.

Les résultats auxquels nous sommes parvenu, et que nous allons décrire, sont basés sur des observations notées avec soin, et répétées dans un nombre de cas assez considérable. Ils ont été obtenus en partie par le traitement de sujets affectés d'un mal local d'origine purement traumatique, comme des fractures compliquées, des coups de feu, des cicatrices indurées, etc., ou chez lesquels le travail morbide avait cessé en laissant des dépôts et des déformations, comme des ankyloses, des contractures, des strictures, des indurations, etc., en partie, et principalement, à l'aide d'essais directs pratiqués sur des sujets bien portants.

Dans l'usage interne de nos eaux nous admettons dans l'application trois degrés, ainsi que cela se pratique généralement dans l'emploi d'autres médicaments.

1. *Effets des eaux prises à petite dose.*

Nos eaux prises tièdes, le matin, à jeun, à la dose de 8 à 16 onces, et absorbées par gorgées pendant une demi-heure, produisent d'ordinaire sur l'organisme d'une personne adulte les effets suivants :

Les eaux, assez semblables pour le goût à un bouillon léger et un peu salé, d'une saveur nullement désagréable, stimulent dans la cavité buccale et y rendent plus fluides les sécrétions du mucus et de la salive; elles aiguisent le goût; après, elles font éprouver à l'estomac une chaleur agréable, doucement excitante, et provoquent quelquefois de légers renvois d'acide carbonique. Plus tard, l'on sent du vide à l'estomac, l'appétit se déclare, et la digestion se fait plus rapide et plus complète que d'ordinaire. On ne remarque pas, d'ailleurs, d'autres modifications sensibles, si ce n'est parfois une sécrétion urinaire plus abondante, ainsi que le démontre l'expérience ci-après :

Un sujet âgé de trente ans et jouissant d'une bonne santé fut soumis à un régime que nous indiquons ici une fois pour toutes, puisqu'il sera le même pour les expériences suivantes : Le matin, 1/3 de litre de lait avec un petit pain de 2 onces; à midi, 1/2 litre de soupe, 4 onces de bœuf, 1/2 livre de légumes; le soir, 1/4 de litre de soupe et 2 onces de viande; 1 livre de pain par jour; le tout assaisonné d'environ 180 grains de sel; un exercice corporel égal et modéré. Le quatrième jour, on pesa les urines de la journée, et l'on en trouva 45 onces, contenant : sel de cuisine 171,69 grains; acide urique 13,15 gr.; urée 112,19 gr. Le jour suivant on administra un 1/2 litre d'eau douce, et l'on obtint dans vingt-quatre heures 51 onces d'urine, contenant : sel de cuisine 173,51 gr.; acide urique 13,61 gr.; urée 119,42 gr. Le sixième jour, on fit boire au sujet, dans l'espace d'une heure, 1/2 litre d'eau thermale tiède; les urines de vingt-quatre heures pesèrent 66 onces, et donnèrent : sel de cuisine 204,12 gr.; acide urique 20,74 gr.; urée 221,73 gr. Par un second essai tenté dans les mêmes conditions, on obtint, dans vingt-quatre heures, 63 onces d'urine, contenant : sel de cuisine 221^{gr},31 ; acide urique 16^{gr},14 ; urée 186^{gr},91. Enfin, d'autres essais firent voir que l'augmentation des urines varie de 12 à 20 onces par jour, et qu'elle excède de 6 à 10 onces celle provoquée par un demi-litre d'eau douce. Le sel de cuisine, l'acide urique et l'urée s'élèvent dans la même proportion.

Les selles n'éprouvent en général point de changements. Par exception, elles sont parfois retardées quand les eaux sont ingérées à une température élevée ; elles sont au contraire activées lorsque les eaux sont bues moins chaudes.

En continuant cet usage à faible dose, les effets que nous venons de voir se reproduisent d'une manière constante. On remarque de plus une innervation encore plus active et plus énergique des organes de la digestion, l'appétit devient plus exigeant, le goût plus net, la digestion plus facile, plus rapide et plus complète ; mais les sécrétions restent normales. Si le buveur se laisse aller aux sollicitations de l'estomac en prenant une plus grande quantité d'aliments, le volume du corps ne tarde pas à augmenter ; au cas contraire, surtout si les eaux prises à cette faible dose provoquent des sécrétions plus abondantes, il tend à diminuer.

On pourrait, du reste, continuer ce régime pendant des années sans que la santé en éprouvât la moindre altération ; seulement, après un usage très-prolongé, les effets produits par les eaux s'affaibliraient par degrés.

2. *Effets des eaux prises à dose moyenne.*

Quand les eaux sont prises tièdes, le matin, à jeun, sous le volume de 16 à 24 onces, on remarque les mêmes symptômes que ceux que nous venons de décrire, sauf qu'ils se manifestent avec plus d'intensité. Le sujet éprouve, en outre, une certaine plénitude à l'estomac, et la chaleur se répand de ce viscère dans toute la région abdominale.

Lorsque cette dose est répétée pendant plusieurs jours, la

plupart des sécrétions et des excrétions des reins, de l'abdo·
men, de la peau, de la muqueuse, des glandes et des organes
glandulaires sont d'ordinaire augmentées et modifiées. Les modifications des urines se déclarent les premières, et avec le
plus de constance. Au moment de l'absorption, ou quelques
instants après, le besoin d'épancher l'eau se fait sentir, avant
même que la vessie soit complétement pleine, et persiste pendant une heure ou deux. Les urines sont pâles, d'un jaune
clair, limpides, et exhalent peu d'odeur. Un exercice modéré
en favorise la sécrétion.

Voici les résultats que j'ai constatés dans la modification des
urines, sous le rapport de la qualité et de la quantité :

Le sujet, soumis pendant trois jours au régime indiqué dans
la précédente analyse, a rendu par jour, en moyenne, 50 onces
d'urine, contenant : sel de cuisine 171^{gr},31; acide urique
13^{gr},20; urée 119^{gr},49. Le quatrième jour, je lui ai fait
prendre un litre d'eau douce, et j'ai obtenu 61 onces d'urine,
composée de : sel de cuisine 201^{gr},71; acide urique 14^{gr},04;
urée 166^{gr},91. Le cinquième jour il a bu, dans l'espace d'une
demi-heure à trois quarts d'heure, un litre d'eau thermale, et
a rendu 76 onces d'urine, contenant : sel de cuisine 249^{gr},31;
acide urique 23^{gr},712; urée 246^{gr},354. Trois essais ultérieurs
ont donné 70 à 85 onces d'urine, composée de : sel de cuisine
263 à 320 grains; acide urique 19 à 28 grains; urée 247 à
265 grains. Enfin, après des expériences multipliées, j'ai trouvé
une augmentation de 30 à 45 onces, et de 10 à 16 onces, com·
parativement à la quantité produite par l'ingestion d'un litre
d'eau douce.

Immédiatement, ou quelques jours après l'usage quotidien
des eaux à dose moyenne, se déclarent les modifications des
selles. Quand on a fini de boire, ou quelques instants après, la
chaleur ressentie à l'estomac se répand jusque dans les cavités
du bassin. Il s'ensuit fréquemment, dans les intestins, un mouvement de va et vient, et des gargouillements. Puis, l'on ressent de légères épreintes, suivies d'évacuations, sans la moindre

sensation douloureuse. Celles-ci se répètent une ou deux fois, procurent d'abord du soulagement, un sentiment de quiétude, plus tard un peu de lassitude. Elles sont plus fréquentes et plus abondantes quand la peau reste inactive et les urines faibles, mais paraissent cependant avoir des rapports plus directs avec les sécrétions de la peau qu'avec celle des reins. Leur consistance se rapproche d'abord de l'état normal ; plus tard elles deviennent plus liquides, rarement aqueuses, même vers la fin de la cure. Elles sont formées de résidus alimentaires, de débris de cellules épithéliques, de produits de la sécrétion plus abondante du foie, du pancréas, des glandes intestinales, de la muqueuse et de certains éléments des eaux thermales.

Les recherches auxquelles je me suis livré pour en constater les modifications sous le rapport de la qualité et de la quantité, m'ont conduit aux résultats suivants :

En opérant dans les conditions indiquées, j'ai obtenu en moyenne 8 à 12 onces de matières fécales par jour ; la même quantité, après l'ingestion d'un litre d'eau douce. Après avoir administré un litre d'eau thermale, j'obtenais de 10 à 20 onces, lorsque les selles étaient doucement activées. Avant l'emploi de l'eau thermale, les fèces contenaient en moyenne 5 à 15 grains de sel de cuisine ; après l'emploi, 13 à 30 grains. Lorsque l'eau thermale n'avait point agi sur les selles, ou lorsqu'elle avait produit un effet trop énergique, les matières fécales n'ont pas été soumises à l'analyse.

La sécrétion de la peau n'en est pas augmentée d'une manière constante. Elle devient plus sensible par un temps doux et chez les personnes sujettes à la transpiration, chaudement vêtues, ou se donnant beaucoup de mouvement. Elle le devient principalement quand les eaux sont ingérées à une température dépassant 28° R.

La modification qualitative de la sueur semble peu considérable :

Un sujet bien portant, ayant la transpiration normale, fut soumis pendant trois jours au régime indiqué plus haut. Le quatrième jour il but le matin, à jeun, un litre et demi d'eau douce, et prit du mouvement jusqu'à ce que la transpiration se déclarât. La sueur, recueillie au moyen de petites éponges placées sous les aisselles, contenait sur une demi-once 321 grains de sel de cuisine. Le jour suivant, on administra un litre et demi d'eau thermale, et la sueur, recueillie par le même procédé, contenait 3^{gr},65 de sel de cuisine sur une demi-once. Les autres modifications qualitatives de la sueur n'ont pu être déterminées, à cause de la divergence des résultats obtenus jusqu'à ce jour par l'analyse chimique pour la sueur normale. En répétant cette expérience, j'ai trouvé, dans la majorité des cas, une faible augmentation de sel de cuisine dans la transpiration produite par l'usage interne de l'eau thermale.

L'augmentation, sous le rapport de la quantité et de la fluidité des sécrétions de la muqueuse, s'étend à la cavité buccale, à la muqueuse du nez, des poumons, du canal intestinal, des organes urinaires et de ceux de la génération, et se manifeste dans les selles, ainsi que dans les sécrétions plus abondantes du nez et des organes de la respiration.

La sécrétion biliaire est également activée, comme on peut le reconnaître à la couleur des selles. Mais je n'ai pu arriver par l'analyse de ces dernières à des résultats qui constatent d'une manière positive l'augmentation de la bile dans les fèces.

La sécrétion plus abondante des glandes salivaires, laquelle s'observe déjà quand on boit l'eau à faible dose, devient ici plus remarquable encore, et l'augmentation des évacuations alvines nous permet d'admettre que cette abondance n'est pas restreinte à la sécrétion des glandes qui avoisinent la cavité buccale, mais qu'elle s'étend aussi à celle du pancréas.

Les menstrues deviennent plus abondantes, plus faciles, et le développement en est hâté de quelques jours.

Le lait, en même temps qu'il augmente de volume, devient plus liquide, et l'analyse chimique a montré qu'il est plus riche en sel et en chlorure de sodium.

Deux ou trois heures après l'ingestion de l'eau minérale, les effets qu'elle produit sur les sécrétions à dose moyenne cessent d'être appréciables, et ce n'est qu'exceptionnellement que les effets diurétiques et laxatifs persistent dans le courant de la journée.

Nos expériences nous ont fait voir que l'augmentation des urines, sous le rapport de la quantité, se répartit, dans la journée, de la manière suivante : une moitié pour la première heure, un quart pour la suivante, et un quart pour le restant de la journée. Il subsiste cependant une certaine prédisposition à des évacuations alvines plus abondantes, provoquées fréquemment par les influences du régime ou du temps.

Lorsque les évacuations ont cessé, le patient sent du vide à l'estomac et dans le bas-ventre, le goût devient beaucoup plus net, et un appétit très-vif se déclare; la digestion se fait rapidement et sans incommodité. Des viandes légères et des mets riches en substance amylacée conviennent le mieux à la diges‑tion; des fruits qui ont de l'acidité, ou des légumes contenant beaucoup de sucs végétaux, pris en grande quantité, produisent volontiers de la flatulence et provoquent des diarrhées. Dans l'après-dînée le patient éprouve souvent de la soif.

Si l'on continue les eaux à dose moyenne pendant quelque temps, c'est-à-dire durant quatre à six semaines, l'on voit en général apparaître d'autres symptômes : le volume du corps diminue, celui de l'abdomen surtout, la graisse disparaît, les muscles deviennent plus apparents, et les mouvements gagnent en aisance et en liberté. Les fonctions de tous les organes se font plus rapides et plus complètes, principalement celles des organes de la digestion et de la nutrition. La respiration devient plus facile, la circulation du sang plus active. Quelquefois l'on observe une légère accélération du pouls et des bouffées de chaleur passagères. Le teint s'éclaircit, l'humeur s'égaie, et l'esprit gagne en vivacité. Chez quelques individus il se produit de l'acné sur la face.

Si l'on prolonge la cure pendant six ou huit semaines, certaines personnes n'en sont pas autrement incommodées, mais chez un grand nombre de sujets se manifestent les symptômes connus sous le nom de *saturation*. Le buveur éprouve de l'aversion pour l'eau thermale que jusque-là il prenait avec plaisir, et ressent, après l'ingestion, du malaise à l'estomac accompagné de renvois. Les sécrétions commencent à devenir irrégulières, tantôt trop fortes, tantôt trop faibles, la langue est chargée et blanchâtre, le goût s'affadit, l'appétit se perd, la soif devient plus intense, et il s'ensuit un sentiment général de relâchement et de fatigue.

Si l'on s'obstine à continuer les eaux sans tenir compte de ces symptômes, on arrive à la phase de la *sursaturation*. Alors la répugnance et le dégoût pour l'eau thermale deviennent encore plus prononcés, la langue se charge d'un dépôt épais, blanc ou jaunâtre. Il survient de l'anorexie, des vomissements, des diarrhées violentes ou des constipations. Le ventre se gonfle, les urines sont rares, foncées de couleur et troubles. La peau devient flasque et très-disposée à la transpiration. Le patient ressent des congestions vers la poitrine et la tête, de la mélancolie, de la pusillanimité, des nostalgies et des mouvements de fièvre rémittente. La face se couvre d'un coloris gastrique.

En discontinuant les eaux, tous ces symptômes ne tardent pas à disparaître, ordinairement à la suite de sécrétions critiques par les urines.

Si l'on interrompt l'usage des eaux avant que les effets morbifiques se soient déclarés, elles continuent parfois à agir pendant quelque temps sur les organes de la digestion et sur les sécrétions. Parfois leur action cesse immédiatement. Mais dans tous les cas cette activité plus grande des fonctions de l'organisme, qui est la suite immédiate de la cure, tend à se reproduire pendant quelque temps sous l'influence des causes étrangères les plus insignifiantes.

3. *Effets des eaux prises à forte dose.*

Nos eaux prises à forte dose, c'est-à-dire à celle de 24 à
36 onces et au delà, un peu chaudes, le matin, à jeun, dans
l'espace de quelques heures, par une personne bien portante,
produisent l'effet d'un purgatif. Les évacuations arrivent pendant l'absorption des eaux ou immédiatement après, et d'ordinaire à la suite de légers borborygmes, de tiraillements et
d'épreintes dans le bas-ventre. Elles se répètent trois ou quatre
fois, et même plus souvent, de demi-heure en demi-heure. Les
premières selles sont abondantes et demi-liquides; les suivantes,
appauvries, aqueuses. Elles occasionnent assez fréquemment
de la chaleur à l'anus et un peu de ténesme. La fréquence des
selles n'est pas en rapport avec l'abondance des fèces; elles
surviennent avant que ces dernières se soient accumulées dans
le rectum en quantité notable. Mes recherches sur la quantité
et la qualité des selles m'ont donné les résultats ci-après :

Après avoir administré dans l'intervalle d'une demi-heure à
une heure 36 onces d'eau thermale refroidie, j'ai obtenu, dans
l'espace de vingt-quatre heures, quatre selles, pesant ensemble
28 onces, et contenant 68^{gr},42 de sel de cuisine. Un second
essai en a donné 35 onces, contenant 89^{gr},31. D'après d'autres
expériences, j'ai trouvé que le poids des matières fécales variait
entre 23 et 39 onces, et la quantité de sel de cuisine entre
38^{gr},92 et 96^{gr},91.

Les urines n'augmentent que faiblement par suite de l'usage
des eaux prises à forte dose, et seulement pendant les premières selles. Plus tard, elles diminuent notablement, et
finissent même par devenir plus rares qu'elles ne le sont à l'état
normal. Voici les résultats que l'analyse m'a fournis sur ce
point :

Dans une expérience où les selles furent provoquées par les
eaux au bout d'un quart d'heure, et se répétèrent un grand
nombre de fois, j'ai recueilli les urines de la journée, et j'ai
trouvé qu'elles pesaient 48 onces, et contenaient : sel de cui-

sine 226gr,11 ; acide urique 12gr,91 ; urée 114gr,12. Un second essai a donné 53 onces ; un troisième, 51 onces.

L'activité de la peau est constamment abaissée. La muqueuse du canal intestinal, ainsi que l'appareil glandulaire qui se rapporte à ce dernier, sont particulièrement frappés par l'action des eaux, et les sécrétions en sont notablement accrues comme l'atteste la couleur des selles.

Les menstrues sont stimulées et acquièrent encore plus de développement que sous le régime précédent.

Deux heures après l'absorption, les effets des eaux à forte dose cessent en général. Le patient éprouve alors un peu de lassitude et un sentiment de bien-être, du vide à l'estomac et dans le bas-ventre, et une faim très-vive. Le goût est net, la digestion facile et énergique. Pendant la journée, la prédisposition à des évacuations plus abondantes du canal intestinal n'est pas aussi prononcée qu'avec l'eau prise à dose moyenne, et le sujet supporte mieux, avec ce régime, des aliments qui provoquent les selles, tels que des légumes succulents, des fruits, de la salade, etc. Chez beaucoup de buveurs le système vasculaire ne paraît nullement affecté. On remarque, au contraire, qu'ils ont le pouls plus tranquille, plus faible, le teint plus pâle et la peau fraîche. D'autres, au contraire, dont le système vasculaire est irritable, et qui se sont moins ressentis de l'effet purgatif des eaux, ont dans le commencement le pouls plus agité ; ils éprouvent parfois des congestions rapides et passagères vers la poitrine et la tête, et sont sujets à des hémorrhagies.

En continuant les eaux à forte dose, les symptômes qu'elles ont provoqués se reproduisent, mais vont en s'affaiblissant, et l'on est obligé, si l'on veut les maintenir au même degré, de renforcer peu à peu la dose du liquide.

Après une cure de quatre à six semaines, le volume du corps diminue sensiblement, surtout le ventre. Les buveurs se sentent allégés, ont bon appétit, et digèrent avec facilité ; mais ils éprouvent volontiers de la lassitude.

Si l'on prolonge encore davantage ce régime, le sentiment de lassitude devient plus prononcé. Le malade ressent de l'abattement dans les membres et de l'épuisement. Les effets laxatifs deviennent incomparablement plus faibles ou plus violents, et l'on voit apparaître parfois les symptômes morbides que les eaux produisent à dose moyenne, avec cette différence que la surexcitation du canal intestinal prédomine davantage. Ces symptômes sont caractérisés de la manière suivante : la langue est fortement chargée ; le malade éprouve de l'anorexie, des dégoûts, des vomissements, de la flatulence et des tranchées dans le bas-ventre qui devient gonflé et douloureux. Il survient quelquefois des constipations avec stase inflammatoire ou des diarrhées d'un caractère dysentérique, et de forts ténesmes suivis de selles sanguinolentes, composées d'aliments non digérés et de formations pseudo-membraneuses, enfin, des mouvements de fièvre et tous les indices d'un état morbide général.

Si l'on discontinue les eaux avant l'apparition de ces symptômes, le patient ne tarde pas à recouvrer la plénitude de ses forces et de l'énergie vitale, et l'harmonie de toutes les fonctions de l'organisme se rétablit d'une manière complète.

Après la cure des eaux prises à forte dose, on observe plus rarement qu'avec la dose moyenne l'augmentation constante des selles. La prédisposition à des sécrétions plus abondantes, provoquées par des influences malfaisantes extérieures, est aussi plus rare. On constate même, assez fréquemment, après la cure, une inertie passagère des fonctions du canal.

La maladie thermale, qu'elle ait été provoquée par l'emploi des eaux à dose forte ou moyenne, et qu'elle soit plus ou moins compliquée d'excitation locale, se guérit quand on discontinue la cure en observant les précautions d'usage. La crise se fait communément par les urines, rarement par les selles, plus rarement encore par la peau. Dans des cas exceptionnels provoqués par des négligences graves, des infractions grossières au régime, la maladie dégénère parfois en inflammation du bas-ventre, ou bien en fièvre gastéro-nerveuse. Elle peut même, dans ce cas, devenir mortelle.

Les effets physiologiques des eaux du Faulbrunnen peuvent être ramenés à ceux des eaux thermales, puisqu'elles ne diffèrent de ces dernières que par leur température basse et une richesse minérale de moitié moindre. Si donc on en absorbe une quantité double, on en obtient les mêmes effets que ceux produits par les eaux thermales refroidies, sauf qu'on a deux fois plus d'eau ordinaire dans l'estomac.

Tels sont les effets physiologiques sensibles que j'ai observés le plus communément à la suite de l'usage interne de nos thermes. Ils ne se manifestent pas, chez tous les buveurs, d'une manière aussi nette, ni aussi complète que nous venons de les décrire. Ils se modifient, au contraire, de diverses manières, sous l'action des influences extérieures, et suivant le tempérament individuel du patient.

Chapitre II.

Nous allons examiner les effets physiologiques des eaux sur la peau extérieure dans sa forme la plus usuelle, celle du bain entier. Les effets des bains locaux, tels que demi-bains, bains de siége, manuluves, pédiluves et fomentations, en découleront d'eux-mêmes.

Les bains entiers se divisent en bains ordinaires, bains avec vagues artificielles, bains de boue, bains de vapeur et douches, suivant le degré d'agrégation ou de pression auquel on administre les eaux, et selon que l'on fait agir un ou plusieurs de leurs principes minéralisateurs de préférence aux autres.

1. *Bains entiers ordinaires.*

Les bains entiers ordinaires se subdivisent en plusieurs espèces suivant le degré de chaleur des eaux qui est le plus puissant de leurs agents physiques. Sous ce rapport, Marcard établit quatre divisions : bains chauds au-dessus de 28° R.; bains

tièdes, de 28° à 23° R. ; bains tempérés, de 23° à 15° R. ; et
bains froids, de 15° à 0° R. Il n'y a que les effets physiologiques des bains chauds et des bains tièdes qui soient pour nos
eaux minérales d'une importance pratique, car on ne vient pas
chez nous pour prendre des bains froids ou tempérés, et il n'y
a qu'un petit nombre d'établissements qui puissent en fournir
au-dessous de 23° R. Le caractère particulier de nos thermes
m'a fait adopter une division un peu différente de celle de Marcard, et j'appellerai bains chauds ceux dont la température dépasse 27° R., et bains tièdes ceux de 23 à 27° R.

a. Bains tièdes, de 23° *à* 27° *R.*

Quand une personne bien portante prend le matin à jeun, ou
du moins avant que l'estomac soit chargé d'aliments, un bain
d'eau thermale d'une demi-heure à une heure, on observe com-
·munément les symptômes suivants : au moment de l'immersion,
le baigneur sent un léger frisson et un peu d'oppression qui ne
tardent pas à se dissiper ; l'eau paraît plus chaude que l'eau
douce à la même température ; la peau se couvre de petites
bulles gazeuses, et devient d'abord savonneuse, puis rude au
toucher ; la vessie se vide. Quelques instants après, le baignenr
éprouve du bien-être et les eaux lui causent une impression
caressante. Puis, la turgescence et la rougeur de la peau commencent à passer, le pouls se contracte et s'abaisse de quatre
à dix pulsations, ainsi que je l'ai constaté par de nombreuses
observations, et la respiration devient en conséquence plus lente ;
la chaleur et le volume du corps diminuent, la peau se ride, le
teint pâlit, et les urines reparaissent. Enfin, le baigneur éprouve
un rafraîchissement général du corps et de légers frissons. Si
dans ce moment il quitte le bain, il ressent une lassitude agréable
et de l'appétit. Pendant la journée la peau reste tendre, et l'activité en est abaissée.

En continuant les bains pendant quelques jours, on éprouve
fréquemment une lassitude plus grande, de la fatigue, de la
tristesse, et parfois des tiraillements douloureux dans les

membres. Mais ces symptômes se perdent au bout de quelque temps, si l'on prolonge la cure, et ne tardent pas à être remplacés par un sentiment de bien-être général, par de la gaîté et par une innervation plus énergique des organes. Le volume du corps diminue graduellement, les selles sont presque toujours plus molles qu'à l'ordinaire, l'activité cutanée est abaissée, et la sécrétion des urines légèrement augmentée.

Voici les modifications que j'ai constatées pour les urines sous le rapport de la quantité et de la qualité :

Un sujet, doué d'une transpiration normale, et préparé comme nous l'avons dit plus haut, a rendu le troisième jour 48 à 54 onces d'urine, contenant : sel de cuisine 160^{gr},19 à 176^{gr},78; acide urique 11^{gr},19 à 12^{gr},99; urée 110^{gr},40 à 138^{gr},21. Le quatrième jour j'ai administré un bain d'eau douce d'une demi-heure, à 27° R.; la sécrétion cutanée se trouva abaissée, et les urines de vingt-quatre heures ont pesé 39 onces, et contenaient : sel de cuisine 174^{gr},11 ; acide urique 14^{gr},81 ; urée 141^{gr},32. Le cinquième, j'ai fait prendre un bain d'eau thermale d'une demi-heure à 26° R. : les urines pesèrent 56 onces, contenant : sel de cuisine 169^{gr},44; acide urique 13^{gr},04; urée 181^{gr},90. Un second essai a donné, sans bain, 45 à 52 onces d'urine; après un bain d'eau douce, 54 onces; après un bain d'eau thermale, 58 onces. Cette dernière contenait : sel de cuisine 234^{gr},12; acide urique, 16^{gr},02; urée 121^{gr},31. En multipliant ces expériences, on est arrivé à des résultats variables, mais on a constaté constamment une augmentation de quelques onces dans le poids des urines, et une différence plus notable dans la proportion du sel de cuisine.

Ces bains peuvent se continuer longtemps sans qu'il survienne de nouveaux symptômes. A la fin, cependant, on observe chez quelques baigneurs une lassitude de plus en plus grande, de l'abattement, des frissons assez fréquents, un teint pâle, une prédisposition marquée à des diarrhées, l'amoindrissement de l'appétit, enfin, de la mélancolie.

b. Bains chauds d'une température au-dessus de 27° R.

En prenant, dans les conditions que nous venons d'indiquer, un bain d'une température supérieure à 27° R., le baigneur, au moment de l'immersion, est surpris d'ordinaire par la chaleur de l'eau qui lui semble plus vive que celle d'une eau ordinaire chauffée au même degré. Comme dans l'espèce précédente, il se forme des bulles gazeuses sur la peau, et celle-ci paraît d'abord savonneuse, puis rude au toucher; mais le pouls gagne en force et en fréquence dans la proportion de l'élévation de température du bain, et la respiration suit la même progression. Ensuite la peau devient rouge, chaude, turgescente, et se couvre de transpiration; les veines se gonflent, l'organisme entier est excité. Immédiatement après l'entrée dans le bain la vessie se vide, et plus tard il ne survient plus que de rares excrétions urinaires. J'ai soumis ces dernières à l'analyse pour en connaître la qualité et la quantité: Le sujet, placé dans les circonstances indiquées plus haut, a rendu dans les trois derniers jours 42 à 45 onces d'urine; le quatrième jour j'ai administré un bain d'eau douce, d'une heure, à 29° R.; le sujet a transpiré pendant et après le bain, et les urines de vingt-quatre heures ont pesé 39 1/2 onces, contenant : sel de cuisine 191^{gr},31 ; acide urique 16^{gr},35; urée 167^{gr},11. Le cinquième jour j'ai fait continuer le régime, et le sixième j'ai fait prendre un bain d'eau thermale d'une heure à 29° R. qui a provoqué une transpiration abondante pendant et après l'immersion. L'urine rendue dans les vingt-quatre heures a pesé 37 onces, contenant : sel de cuisine 201^{gr},01; acide urique 11^{gr},44; urée 263^{gr},79. Des essais ultérieurs ont fait constater une diminution de 4 à 10 onces comparativement à la quantité produite avec le simple régime, et une diminution de 1 à 5 onces comparativement à la quantité obtenue après un bain d'eau douce.

Si l'on élève davantage la température du bain, et si l'on en prolonge la durée, on provoque des congestions dans les parties supérieures, des battements de cœur, de la rougeur au visage, des maux de tête, des vertiges, et même, en cas de prédisposition, des apoploxies. Après le bain, le pouls reste encore pendant quelque temps plus fréquent, plus fort, et la peau conserve de la moiteur et de la turgescence.

L'analyse de la sueur m'a donné les résultats suivants :

Un sujet bien portant, doué d'une transpiration normale, fut soumis au régime pendant trois jours. Le quatrième jour on lui fit prendre un bain d'eau douce d'une heure, à 28° R., puis on l'essuya avec soin, on lui mit de petites éponges sous les aisselles, et on le coucha en le couvrant chaudement, pour activer la transpiration. De dix en dix minutes, les éponges furent pressées, et j'en recueillis la sueur. Celle-ci contenait par demionce 2^{gr},136 de sel de cuisine. Quelques jours après, le sujet fut placé dans un bain d'eau thermale d'égale durée à 27° R.; puis on l'essuya et on l'immergea pendant quelques minutes dans un bain d'eau douce; on l'essuya de nouveau, et je recueillis la sueur par le procédé ci-dessus. J'ai trouvé qu'elle contenait par demi-once 2^{gr},01 de sel de cuisine. Je fis un troisième essai en administrant un bain d'une demi-heure à 28° R., et j'ai trouvé par demi-once de sueur 2^{gr},17 de sel. Ces expériences font voir que les bains d'eau thermale ne modifient pas la proportion du sel de cuisine contenue dans la sueur.

Après le bain, l'excitation nerveuse s'apaise par degrés, et le patient éprouve de l'abattement, de la fatigue et un grand besoin de repos. Pendant la journée il reste disposé à la transpiration et à des lassitudes; la sécrétion urinaire est généralement faible et les selles sont paresseuses.

Si l'on répète journellement les bains de cette espèce, la sécrétion cutanée se trouve activée, et le baigneur devient sujet à de faibles congestions sanguines, à des excitations nerveuses, et souvent à des tiraillements douloureux dans les membres, assez semblables à des douleurs rhumatismales. Il n'est pas rare de voir apparaître diverses éruptions de la peau, principalement l'éruption miliaire. La sécrétion urinaire est d'autant plus faible que l'activité cutanée est plus considérable. Dans l'après-dinée il se déclare chez beaucoup de personnes une soif assez vive, l'appétit sexuel se réveille, enfin les menstrues sont plus abondantes et se montrent quelquefois plus tôt qu'à l'ordinaire.

En continuant d'administrer les bains très-chauds, journellement, et pendant un temps considérable, on provoque un état morbide que nous appelons fièvre thermale (*Ueberbaden*), qui dans certains cas se déclare de bonne heure, même à la suite d'un petit nombre de bains, mais généralement après plusieurs semaines seulement. Parfois la maladie éclate d'une manière subite ; mais ordinairement elle s'annonce par des symptômes précurseurs tels que l'excitation des systèmes nerveux et vasculaire, des congestions vers la tête et le cœur, des battements de cœur, des vertiges, un sommeil agité, des sueurs surabondantes, de la fatigue. Quand elle arrive à son développement, ces symptômes se compliquent de mouvements de fièvre avec un pouls très-fréquent, et il s'ensuit une chaleur sèche de la peau ou de fortes transpirations, de l'insomnie, une soif ardente, des urines troubles, des diarrhées ou des constipations; la langue devient impure; l'appétit se perd, et l'humeur du patient s'altère.

Elle se déclare plus promptement, si l'on prend en même temps les eaux en boisson, et présente alors une série de symptômes qui se compose de ceux que nous venons d'indiquer et des symptômes mentionnés plus haut à propos de la saturation produite par l'usage interne. Le développement en est également favorisé par un temps très-doux, un habillement chaud, et par l'usage de boissons spiritueuses.

En discontinuant les bains, et en observant d'ailleurs un régime convenable, les symptômes du mal ne tardent pas à se dissiper; mais, par contre, si l'on néglige les précautions prescrites par l'usage, la maladie peut dégénérer en fièvre gastrique ou en typhus, et même devenir mortelle.

Les symptômes des bains tièdes et des bains chauds que nous

venons d'énumérer sont d'autant mieux caractérisés que le degré de température des eaux est plus élevé ou plus abaissé, et finissent par se confondre quand on arrive à la limite des deux espèces, c'est-à-dire à des bains de 27° à 28° R. Dans ce cas, il dépend principalement du tempérament individuel des baigneurs que le bain produise sur eux une action calmante, rafraîchissante et résorbante plutôt qu'une action échauffante, excitante et sudorifique, ou réciproquement.

2. *Bains de vapeur entiers.*

Si une personne bien portante reste pendant l'espace de 5 à 15 minutes dans un bain de vapeur de nos eaux thermales, de 40 à 45° R., l'on remarque les phénomènes suivants : Le baigneur éprouve d'abord un sentiment d'angoisse et d'oppression qui ne tarde pas à se dissiper. Bientôt après, une chaleur générale se répand sur la peau; le cœur bat plus fort, la respiration devient plus active, le pouls est plus plein et s'élève de 15 à 30 pulsations; tout le système nerveux est excité; la chaleur devient piquante aux extrémités inférieures; la peau, humectée par la vapeur, rougit et s'amollit; peu à peu il se déclare une transpiration générale qui se prolonge quelque temps. Après le bain, la peau reste molle, flasque et très-sensible aux influences extérieures; la sécrétion urinaire est diminuée; les selles sont plus paresseuses ; le sujet éprouve une lassitude générale, de la somnolence, et son moral paraît désagréablement affecté.

Si l'on prolonge le bain trop longtemps, il survient des congestions vers la tête, des vertiges, des bourdonnements d'oreilles, des vomissements, des syncopes et même des apoplexies.

Lorsqu'on répète les bains de vapeur plusieurs jours de suite, les effets ci-dessus deviennent plus intenses, et l'on finit par provoquer la fièvre thermale accompagnée assez souvent de l'éruption miliaire déjà signalée.

3. *Bains de boues entiers.*

Administré à une personne bien portante, à **28° R.**, pendant une demi-heure, un bain composé des boues de nos eaux thermales *(dépôts, sinter)* produit une sensation très-prononcée de chaleur et d'excitation à la peau, qui devient rouge, chaude, turgescente et sensible; en même temps le baigneur respire plus difficilement, et ressent des congestions passagères vers la tête. En réitérant ces bains, il se forme bientôt sur la peau des exanthèmes qui diffèrent de la fausse miliaire provoquée par les eaux, en ce qu'ils sont d'une nature plus pustuleuse.

4. *Bains de vagues artificielles.*

Ces bains produisent, sur une personne bien portante, tous les effets des bains entiers ordinaires, sauf qu'ils excitent davantage la peau ainsi que les systèmes nerveux et vasculaire.

5. *Douches.*

Une douche de force moyenne appliquée à un individu bien portant, durant un laps de 5 à 10 minutes, et dirigée constamment sur la même partie, cause une douleur plus ou moins vive. La peau rougit, se tuméfie, devient chaude, et les artères voisines donnent des pulsations plus fortes. Les muscles de la partie frappée éprouvent des contractions plus vives, et l'activité des organes voisins est augmentée, principalement les fonctions de la résorption et de la sécrétion. Si l'on applique la douche trop longtemps, avec trop de force, ou trop chaude, les symptômes locaux s'aggravent au point de devenir inflammatoires, la peau s'excorie par endroits, et il se forme au-dessous et aux environs de la partie frappée des dépôts de sang extravasé; le sujet éprouve en même temps une irritation générale du système nerveux et des congestions vers différentes parties du corps.

L'application de l'eau thermale sur les muqueuses a lieu au moyen d'injections, de douches ascendantes, de gargarismes et d'aspirations par le nez. Appliquée par l'un de ces procédés, pendant quelque temps, deux ou trois fois par jour, à 28° R., l'eau provoque un sentiment d'excitation et de chaleur sur la muqueuse, dont les sécrétions deviennent plus actives et plus fluides. Si la muqueuse est pourvue de fibres musculaires, on y observe des contractions plus vives, et les parties voisines développent également une activité plus grande, surtout dans les fonctions de la résorption et de la sécrétion.

Les douches ascendantes dirigées dans le vagin favorisent la menstruation, principalement quand elles sont prises chaudes.

Chapitre III.

EFFETS PHYSIOLOGIQUES DE NOS EAUX THERMALES DÉDUITS DE LEURS PROPRIÉTÉS PHYSIQUES ET CHIMIQUES.

Nous avons vu, dans la première partie de cette monographie, que nos eaux constituent une substance thérapeutique très-compliquée à cause de la diversité de leurs agents physiques et des principes chimiques qu'elles contiennent. Nous allons maintenant décomposer cette substance en ses divers éléments, tels que la physique et la chimie nous les ont révélés, et constater, en tant qu'ils sont connus, les effets physiologiques de chacun en particulier, afin d'arriver par ce moyen à une description claire et complète de l'effet physiologique général.

Ici se présente la question de savoir jusqu'à quel point cette manière de procéder est justifiée par l'état actuel de la science. On a fait à ce sujet diverses objections, et nous ne croyons pas devoir les passer entièrement sous silence.

On a fait valoir d'abord que la chimie analytique n'est pas encore parvenue à un degré suffisant de perfection pour découvrir tous les principes chimiques des eaux minérales, ainsi que l'a prouvé la découverte toute récente du brome, de l'arsenic, du cuivre, etc. Cette objection est fondée scientifiquement parlant. Il est très-possible qu'après des années la chimie découvre encore un atome de tel ou tel métal. Mais de quelle importance cet atome sera-t-il pour nos eaux minérales ? Les recherches modernes ne sont-elles pas là pour prouver combien il y a peu à espérer de ce côté-là. Quand la présence du poison métallique le plus violent, de l'arsenic, doit être négligée à cause de la quantité infime de ce corps, quelle substance la chimie révélera-t-elle par laquelle les effets de nos eaux thermales puissent être influencés d'une manière sensible ?

On a voulu, en second lieu, prouver la présence de principes minéraux inconnus jusqu'à ce jour, en soutenant que la somme des effets des divers éléments et des agents physiques des eaux est inférieure à leur effet total. Mais à cela nous répondons qu'il est presque impossible de démontrer une différence sous le rapport de la quantité ou de la qualité dans les effets thérapeutiques, et que c'est infiniment difficile dans les effets physiologiques.

Nous sommes beaucoup trop arriérés dans notre matière médicale pour entreprendre de pareilles démonstrations. Si l'on considère isolément les divers principes chimiques de nos eaux, quelques-uns semblent effectivement s'y trouver en quantité bien faible eu égard aux effets qu'ils produisent ; mais nous savons que les effets de beaucoup de compositions thérapeutiques sont renforcés hors de proportion par des mélanges, par exemple, les effets laxatifs de certains sels combinés ensemble. D'ailleurs, en faisant dissoudre dans de l'eau ordinaire les divers éléments dont l'existence est jusqu'à présent démontrée pour nos thermes, j'en ai obtenu tous les effets physiologiques, et les eaux minérales artificielles produisent les mêmes effets physiologiques que leurs analogues naturelles.

On a objecté en troisième lieu, et cette objection est fondée selon la science, que la chimie détermine avec certitude les éléments isolés des eaux minérales, mais qu'elle ne peut indiquer les combinaisons de ces éléments que d'une manière conjecturale. La chimie, il est vrai, se borne à déterminer les combinaisons des corps suivant leurs affinités naturelles, et l'on sait que dans une grande masse de liquide les combinaisons peuvent se former contrairement à la loi des affinités. Pour marcher d'un pas sûr, il nous faut faire une description de toutes les combinaisons possibles des principes minéralisateurs de nos sources, ce qui heureusement est moins compliqué que l'on ne pourrait le craindre ; car nous n'avons à nous occuper que d'un seul acide puissant, de l'acide chlorhydrique, qui est prédominant, et qui dans tous les cas se combine d'abord avec les alcalis. Quant aux quelques grains de chaux, ils pourraient bien se trouver unis à l'acide chlorhydrique, et être remplacés par deux ou trois grains de carbonate de soude. Mais c'est là une différence tout à fait insignifiante pour les effets de nos thermes. L'on peut en dire autant de la combinaison possible des métaux lourds avec l'acide chlorhydrique ou l'acide carbonique, surtout si l'on considère que, par l'ingestion des eaux dans l'estomac, les combinaisons avec l'acide carbonique sont décomposées par l'acide chlorhydrique contenu dans ce viscère.

Nous conserverons ici la division généralement adoptée pour les propriétés physiques et chimiques de nos thermes, savoir : d'une part les propriétés de l'eau, et principalement de la chaleur qui lui est propre ; d'autre part, celles des principes minéralisateurs.

1. *De l'eau et de sa chaleur.*

La masse des eaux est à leur richesse minérale comme 7680 est à 67,375. Elle constitue la partie la plus importante, la plus essentielle et la plus efficace de nos thermes. D'une part, la masse des eaux est l'agent médiateur entre les substances chimiques et l'organisme ; elle tient les principes minéralisateurs en dissolution, et, dans cet état de raréfaction, les rend plus accessibles à l'organisme en atténuant l'irritation locale à laquelle ils pourraient donner lieu. D'autre part, elle joue elle-même un rôle important dans l'économie animale, en exerçant sur les tissus une action locale lubrifiante et émolliente, en dis.solvant dans les premières voies les corps qui s'y rencontrent, et en favorisant la résorption ou l'excrétion. Elle est résorbée facilement, arrive sans subir de modifications au sang, dont elle forme 789 parties sur 1000, tient les autres éléments de ce liquide en dissolution ou en suspension, les amène aux tissus et aux organes respectifs, facilite la réciprocité d'action, détermine l'acte de l'exsudation et de la transformation, maintient les matières sécrétoires à l'état soluble et stimule leur expulsion de l'organisme. Par l'absorption d'une quantité d'eau plus considérable, le sang devient plus riche en parties liquides, les composés de la protéine sont diminués, la métamorphose est favorisée, la nutrition, modérée, et les sécrétions des reins, de la peau, des poumons et des muqueuses sont augmentées. La quantité des matières expulsées de l'organisme n'est pas en proportion avec la fréquence des excrétions. Becquerel et Lehmann l'ont prouvé pour les urines, et l'on peut s'assurer de l'exactitude de ce fait en se reportant aux analyses que nous avons indiquées plus haut.

La sécrétion de l'eau par les organes sécréteurs se fait très-vite. Celle des reins se déclare quelques minutes après l'absorption de l'eau. D'après les expériences de M. Falk, le travail excrétoire s'achève en deux ou trois heures.

L'eau, suivant le degré de chaleur qu'elle possède, produit sur l'organisme des effets physiologiques très-différents. La chaleur, le plus puissant agent dans l'organisme vivant, en est en même temps une des conditions indispensables, et l'augmentation ou la diminution de chaleur exerce une influence décisive sur l'activité vitale. La chaleur des eaux mérite donc de notre part une attention toute particulière. Cependant, nous ne prendrons en considération que les degrés de chaleur dont il a été question lors de la recherche des effets physiologiques des thermes.

Si l'on prend les eaux à une température supérieure à celle de l'organisme, elles lui communiquent du calorique, produisent sur le corps une action expansive et excitante, développent l'activité organique en général, et trouvent une issue par le travail d'exsudation et d'exhalation, surtout par celui de la peau et des poumons. Si, au contraire, on les emploie à un degré inférieur à celui de la chaleur naturelle, elles enlèvent au corps du calorique, et, en faisant l'effet d'un rafraîchissant, diminuent l'expansion, abaissent l'activité organique, et n'ont plus d'action stimulante sur les sécrétions.

Par l'usage interne des eaux à une température élevée, la résorption en est activée, et la tendance vers la peau et les poumons en est favorisée; si on les prend à une température basse, elles abaissent la résorption, et stimulent l'évacuation par le canal intestinal et par les reins.

Le calorique jouant le premier rôle dans l'emploi des bains entiers, et la différence de température étant la cause déterminante de leurs effets physiologiques, je crois devoir examiner de plus près l'importance des bains suivant leur degré de chaleur, et cela d'autant plus que la valeur de nos thermes au point de vue physiologique ne peut s'expliquer qu'au moyen des effets physiologiques des eaux ordinaires, et qu'il existe encore sur cette matière des opinions très-erronées.

Trois forces se trouvent en concours dans les effets des bains sur l'organisme humain : l'eau, envisagée comme un composé chimique; sa pesanteur; sa température.

L'eau exerce déjà par elle-même sur la peau une action lubrifiante, émolliente et dissolvante ; quand de la peau elle arrive au sang par suite de l'absorption, elle produit, selon la quantité de liquide absorbée, les mêmes symptômes physiologiques que lorsqu'elle y pénètre de l'estomac par résorption. Nous verrons plus bas sous quelles conditions et par quelles voies cette absorption a lieu.

Par sa pesanteur l'eau contribue au développement des effets physiologiques. Huit cents fois plus pesante que l'air, elle exerce sur la surface du corps une pression beaucoup plus forte, produit l'oppression de la poitrine et l'évacuation des urines au moment de l'entrée au bain, chasse le sang de la périphérie et supprime la transpiration dans les parties immergées. L'application la plus étendue de la chaleur, sur l'organisme, s'obtient au moyen du bain, et fort souvent les eaux ne sont employées que comme un véhicule du calorique. Suivant que le bain communique de la chaleur au corps ou qu'il lui en soutire, il produit des effets physiologiques tout différents et d'une nature d'autant plus opposée que la température s'en écarte davantage de 28° R., soit en plus, soit en moins. Car la limite, quant à ces effets, est nécessairement la température du sang, ou 28° R. Les bains tièdes, au-dessous de 28°, enlèvent de la chaleur au corps, exercent sur les systèmes nerveux et vasculaire une action rafraîchissante et sédative, diminuent la transpiration et favorisent l'absorption de l'eau. Ceux d'une température supérieure à celle du sang agissent sur l'un et l'autre système d'une manière irritante et échauffante, provoquent la transpiration, et ne donnent pas lieu à l'absorption cutanée.

Nous sommes enfin parvenus, au moyen d'essais exécutés avec le plus grand soin, à obtenir, sur l'absorption cutanée dans le bain, des résultats exacts, qui réfutent, non-seulement les antagonistes de cette absorption, mais encore les exagérations dans lesquelles étaient tombés quelques-uns de ses partisans.

Cette matière présente quatre questions: Y a-t-il absorption? Quand a-t-elle lieu? De quelle importance est-elle? Quelle est l'action physiologique qui opère ensuite la résorption?

De tout temps on a admis l'absorption comme étant un des effets essentiels des bains, mais sans la prouver par des essais suffisants. On s'en est rapporté à des expériences faites par-ci par-là sur la nutrition du corps au moyen de l'absorption cutanée de certains liquides. On a allégué que des marins naufragés avaient calmé leur soif en s'appliquant sur le corps des draps imbibés d'eau, et qu'au moyen de bains de bouillon ou de lait on avait obtenu chez quelques malades une nutrition partielle. On s'est encore étayé des effets produits sur l'organisme par l'usage externe de certaines substances médicamenteuses, telles que des

onguents et des lotions, qui prouvent l'absorption cutanée d'une
manière plausible. Ce n'est que dans les derniers temps que
l'on a entrepris des expériences directes pour résoudre la question. D'abord on a tenté, par des pesages, de mesurer le poids
du corps avant et après le bain, pour déduire des résultats
obtenus par ce moyen la quantité de liquide absorbé. Les difficultés que présente ce genre d'expérience, et les différents
degrés de température auxquels on a opéré, ont été cause que
l'on a trouvé un résultat tantôt favorable, tantôt contraire à
l'absorption. De nos jours, A. Séguin [1] s'est déclaré l'adversaire
de l'absorption cutanée, en se fondant sur l'imperméabilité prétendue de la peau, et sur trente-cinq essais, qui non-seulement ne lui auraient fourni aucune preuve d'une augmentation
de substance, mais lui auraient permis au contraire de conclure
à une légère diminution. Une pareille opinion ne saurait plus
se soutenir en présence des expériences si complètes et si
exactes de Jung, de Rator, de Collard de Martigny, de Madden
et de Berthold, qui ont donné au fait de l'absorption cutanée
dans les bains la certitude d'une vérité scientifique.

Les travaux de ces savants ont démontré en même temps
que l'absorption a lieu dans les bains dont la température est
inférieure à celle du sang. Si l'eau est chauffée au-dessus de
28° R., elle cesse d'être absorbée, et l'on a même lieu de constater une légère diminution dans le poids du corps.

Pour dissiper toute espèce de doute à ce sujet, nous citerons
à l'appui les faits suivants :

Rator [2] trouva à la suite d'un bain de 21° à 25° R. une augmentation de poids de 2 à 6 livres, et à la suite d'un bain de
29° à 35° R., une diminution de 2 1/4 à 8 3/4 livres. Joung [3]
constata après un bain d'une heure de 27°,67 C. une augmentation de 2550 grains, après un bain de 27°,77 C. ni augmen-

----

1 *Annales de chimie*, t. XC.
2 *Sur l'emploi rationnel des bains de rivière et des bains de sable*
3 *De cutis inhalatione.*

tation ni diminution, et une diminution de 638 grains après un bain de 32°,22 C.

Madden [1], le premier, s'est livré à des essais exacts sur l'absorption, en tenant compte de toutes les circonstances accessoires. Il a trouvé à la suite de neuf essais une augmentation de 170 à 817 grains, après un bain d'une demi-heure de 29° à 34° C., et, après un bain de 36°,66 C, une perte de 1159 grains.

Berthold [2] n'expérimenta que sur des bains d'une température inférieure à celle du sang. Ses recherches ont prouvé que l'absorption est d'autant plus faible que la température de l'eau se rapproche davantage de celle du sang.

La troisième question est la plus ardue, et les données obtenues jusqu'à ce jour sur la quantité de liquide absorbée diffèrent notablement entre elles. Cette divergence provient de ce que l'absorption est tantôt favorisée, tantôt contrariée par des circonstances accessoires qui augmentent les difficultés ordinaires inhérentes aux expériences de ce genre. Ces circonstances dépendent de la complexion individuelle du baigneur, de l'énergie plus ou moins grande des fonctions de la peau et des poumons, ou de certains accidents de l'atmosphère, comme le degré plus ou moins élevé de la pression atmosphérique, de l'humidité, de la chaleur etc. Les données anciennes sont généralement très-élevées. Marcard [3], par exemple, en citant à l'appui les expériences de Falconner, estime à quatre livres l'absorption dans un bain tiède d'une heure. D'après les essais récents les plus dignes de foi à raison des soins et de l'exactitude qui ont présidé à leur exécution, elle est, comme nous venons de le voir, beaucoup moins considérable, du moins pour un bain d'eau tiède ordinaire, et, suivant Berthold, ne dépasse pas 499^{gr},5, déduction faite de l'exhalation de

---

[1] *An exp. inquiry into the physiology of cutaneous absorption.*
[2] *Archives de Müller*, 1838.
[3] *Sur la nature et l'emploi des bains.*

la peau et des poumons, pour un bain d'une demi-heure de 27°,5 C.

L'absorption cutanée s'accomplit en partie par l'épiderme, en partie par les glandes sudoripares. L'épiderme, qui n'est rien moins qu'imperméable, contrairement à l'opinion ancienne, boit l'eau et la retient dans les mailles de son tissu ; de là, elle est aspirée par les vaisseaux capillaires et lymphatiques. L'eau pénètre de même par les voies naturelles dans le canal des glandes sudoripares où elle est absorbée.

La vapeur d'eau étant plus mauvais conducteur du calorique que l'eau à l'état liquide, on est obligé de recourir à un degré de chaleur plus élevé, si l'on veut obtenir avec un bain de vapeur un résultat égal à celui des bains ordinaires. D'après Forbes[1], un bain de vapeur de 36° à 45° R. équivaut à un bain ordinaire de 28° à 31° R. Les bains de vapeur exercent généralement une action excitante et sudorifique très-prononcée, amollissent et relâchent la peau, développent les vaisseaux de la superficie, accélèrent la circulation du sang et la respiration.

A une température comparativement moins élevée, l'absorption de la vapeur par la peau se fait plus facilement que celle de l'eau.

2. La composition chimique.

La constitution chimique de nos thermes est le résultat du mélange des sels alcalins, des sels terreux, des sels métalliques et des gaz.

a) Sels alcalins. Parmi les sels alcalins contenus dans nos sources, le chlorure de sodium occupe le premier rang, puisqu'il forme les 5/6 de la totalité des principes solides, et en est par conséquent le principe minéralisateur par excellence. Cette substance est une des parties intégrantes de l'organisme humain, à la conservation duquel elle est indispensable. Mise en

---

[1] Cyclopædia of practical medecine, art. Bathing.

contact avec la surface de l'organisme, elle y produit une irritation à la suite de laquelle on observe une activité plus grande dans les phénomènes vitaux, une sensation de chaleur plus intense et une affluence sanguine plus énergique. Si on l'applique à la muqueuse de l'œsophage, la même irritation prend naissance dans la cavité buccale, et se propage de là à travers tout le canal intestinal. Dans l'estomac, elle exerce une action dissolvante sur les composés de la protéine, liquéfie et dissout le mucus, augmente la sécrétion du suc gastrique, du foie et du pancréas, et favorise l'évacuation des fèces. De l'estomac, le chlorure de sodium pénètre dans le sang, principalement au moyen des vaisseaux chylifères, suivant Nasse [1], et y entre, d'après Denis, pour 3,668, et pour 6,6, d'après Le Canu.

Dans le sang, il contribue à dissoudre et à liquéfier les combinaisons fibrineuses et albumineuses. Les essais de Nasse ont fait voir que le chlorure de sodium a sur la fibrine une action dissolvante deux fois plus considérable que celle du carbonate de soude. Suivant les expériences de Poggiale [2], cette substance a la propriété de multiplier les globules du sang. Suivant Nasse, elle en diminue le volume, et d'après Henle, elle s'oppose à leur agglutination. En décomposant le phosphate de potasse, elle donne naissance au phosphate de soude, et fournit ainsi la soude nécessaire à l'économie animale. Par son action, le sang devient plus fluide et moins susceptible de coagulation, le travail de la transsudation est favorisé, ainsi que celui de l'échange moléculaire, la formation des dépôts et des tissus cellulaires est restreinte. D'après Lassaigne [3], elle maintient le phosphate de chaux à l'état liquide, et lui sert de véhicule pour la formation des os. Enfin, elle continue son action excitante sur le système nerveux, et développe l'activité vitale. Boussingault, par des expériences très-intéressantes sur des animaux, a dé-

---

[1] *De l'influence des aliments sur le sang.*
[2] *Compte rendu, 1848, t. XXV. Recherches chimiques sur le sang.*
[3] *Bulletin de l'Académie de médecine.*

montré que le sel de cuisine n'augmente en aucune façon la masse de leur chair, mais contribue seulement à leur donner meilleure apparence et une vivacité plus grande. Rappelons en passant l'opinion de Pline, qui nous dit déjà de son temps : *Sale delectantur (animalia) et ejus usu bene se habent.*

Le chlorure de sodium ne tarde pas à être chassé du sang, et s'en va principalement par les urines, la transpiration, le mucus et la bile dont il augmente la sécrétion. D'après les essais de Vierordt, qui injecta du sel de cuisine dans le sang, ce liquide ne contient, après un laps de quatre minutes à un quart d'heure, qu'une augmentation insignifiante de chlorure de sodium ; par contre, il en trouva le quintuple ou le sextuple dans les urines. Dans les reins et dans la vessie, le sel de cuisine tient l'urinate d'ammoniaque en dissolution, et empêche par là la formation des précipités d'acide urique[1].

Les analyses de Poggiale nous font voir quelles sont les modifications subies par le sang à la suite d'un usage prolongé du sel de cuisine à forte dose. Voici les résultats qu'il a obtenus après avoir administré cette substance, journellement, pendant trois mois, à la dose 10 grammes.

Composition du sang.

	Avant l'usage du sel.	Après l'usage.
Eau	779,92	767,60
Globules	130,09	143,00
Albumine	77,43	74,00
Fibrine	2,10	2,25
Graisse	1,13	1,31
Sels et principes extractifs.	9,33	11,84
	1000,00	1000,00

Parmi les sels solubles on y trouve, outre l'augmentation du sel de cuisine, une quantité plus notable de phosphate et de

[1] B. Jones, *On animal chemistery.*

carbonate de soude, et, parmi les sels solubles, une augmentation de phosphate et de carbonate de chaux.

Les essais de Zimmermann [1] ont démontré que l'introduction d'une quantité plus notable de sel de cuisine dans le sang a pour effet d'opérer la dissolution de la fibrine coagulée.

Mis en contact avec la peau, le sel de cuisine y produit la même excitation que dans l'estomac. Il donne plus d'énergie à l'activité nerveuse et vasculaire, rougit la peau, et engendre la plénitude des vaisseaux de la périphérie.

L'absorption d'une solution saline, par la peau, se fait imparfaitement, et en quantité notablement inférieure à celle de l'eau douce, ainsi qu'il résulte des essais de Lebküchner [2].

Nous trouvons en outre dans nos thermes une faible quantité de chlorure de potassium dont les effets s'ajoutent généralement à ceux du chlorure de sodium, sauf que l'action locale en est encore plus excitante. Le chlorure de potassium a la même importance physiologique pour le sang, dont il est également une partie intégrante, et, quoique cette substance s'y trouve en quantité beaucoup moins considérable, le sang, suivant Liebig [3], n'en dépose pas moins dans la masse musculaire une quantité de chlorure de potassium supérieure à celle du chlorure de sodium. Si, d'après les résultats obtenus par les analyses de Liebig, nous supposons la quantité de soude contenue dans le sang égale à 100, l'on trouve dans le sang d'un poulet 40,8 de potasse et 381 dans la chair de cet animal; dans le sang du bœuf 5,9 et 279 dans la chair. Par ses effets excitants, le chlorure de potassium contribue surtout à favoriser la sécrétion des reins.

Les autres sels alcalins de nos eaux, tels que les chlorures de lithium et d'ammonium, ne s'y trouvant que dans une proportion infime, ne méritent guère de fixer notre attention.

[1] *Archives de physiologie médicale*, 1er cahier, p. 53.

[2] *Dictionnaire physiologique* de Wagner.

[3] *Annales de chimie et de pharmacie*, t. LXII, 3e cahier.

b) Sels terreux. Les sels terreux diffèrent des sels alcalins par leurs effets physiologiques ; ils ne produisent pas une excitation locale aussi intense, stimulent plus doucement les sécrétions, et quelquefois même les abaissent. Ils ne déterminent pas dans le sang l'échange moléculaire ni la transsudation, mais sont plutôt destinés à fournir les parties intégrantes nécessaires à la formation organique et à jouer un rôle dans le travail de développement, dans la formation cellulaire et dans la métamorphose.

La chaux, combinée en partie avec l'acide carbonique, en partie avec le chlore, est la substance terreuse la plus importante de nos thermes. A l'état de carbonate, elle exerce une action locale doucement excitante et astringente. Dans l'estomac, elle se combine avec l'acide lactique et l'acide chlorhydrique libres, et devient alors susceptible de résorption. Le chlorure de chaux possède une action locale plus irritante, et favorise la sécrétion. Introduite dans le sang, la chaux, en se décomposant, s'unit à l'acide phosphorique, et constitue dans cet état une partie intégrante du sang, que Denis estime à 0,265 de la masse totale. Elle entre surtout en combinaison avec les corps albumineux, contribue essentiellement à la formation du cytoblastème et aux transformations ultérieures, comme Beneke[1] l'a démontré. On la rencontre dans tous les tissus de l'organisme. Dans les urines elle est sécrétée à l'état de phosphate de chaux ; celle qui n'est pas résorbée s'en va par les selles à l'état de carbonate et de sulfate de chaux.

La magnésie se rencontre dans nos thermes dans des proportions plus faibles que la chaux, et s'y trouve à l'état de chlorate et de carbonate de magnésie. Le carbonate de magnésie se transforme dans l'estomac par l'action de l'acide libre en chlorure de magnésie ; dans cette combinaison, elle se rapproche davantage de la nature des sels alcalins, et favorise la sécrétion de la muqueuse. Parvenue dans le sang, elle en de-

---

[1] *Le phosphate de chaux sous le rapport physiologique et thérapeutique.*

vient une partie intégrante, et s'élève à 0,089 de la masse entière. Elle ne paraît pas avoir la même importance physiologique que la chaux, pour l'acte de nutrition. Après s'être combinée avec l'acide phosphorique, elle s'en va par les urines à l'état de phosphate.

Les vestiges de baryte et de strontiane, dont la présence a été révélée dans nos eaux, sont à négliger complétement.

c) Sels métalliques. Leur importance physiologique pour l'organisme vivant consiste généralement en ce qu'ils jouent dans le travail de la vie le rôle de stimulants. Dans nos sources, il n'y a en fait de métaux que le fer qui soit de quelque valeur par ses effets physiologiques. Il n'y existe, il est vrai, comme l'analyse l'a démontré, que dans une très-faible proportion; mais nous savons combien il en faut peu pour produire dans le sang des modifications essentielles, pourvu qu'il soit administré sous une forme qui le rende d'une résorption facile. Sous ce rapport les eaux ferrugineuses l'emportent sur toutes les autres préparations pharmaceutiques, et nous voyons souvent qu'elles produisent avec une faible richesse minérale des effets très-énergiques sur l'organisme.

Le protocarbonate de fer exerce sur l'organisme une action locale légèrement astringente et irritante. Avec les sécrétions de l'estomac, ce protocarbonate donne naissance à des albuminates et à des lactates qui sont résorbés. Introduit dans les vaisseaux chylifères, il s'unit aux globules lymphatiques et forme de l'hématine. Le chyle, ainsi chargé de fer, arrive dans le sang et donne lieu à une augmentation des globules sanguins. Le fer contenu dans le sang est évalué par Nasse à 63 gr. D'après Schmidt, 230 parties de globules sanguins en contiennent 1 de fer, et suivant Becquerel et Rodier, il y en a 1 sur 254.

L'augmentation des globules sanguins par l'introduction du fer dans le sang fut constatée par Andral et Gavaret. D'après leurs essais, le sang contient 46,6 de globules sur 1000 parties de sang, avant l'usage du fer, et 95,7 sur 1000, postérieurement à cet usage; suivant Fr. Simon, la quantité des globules sanguins, après l'emploi du fer, s'élève de 32 à 95. Les corpuscules sanguins ont une importance physiologique de premier ordre. D'après Liebig, ils servent de véhicule à l'oxigène, déterminent par conséquent l'oxidation dans le travail de la nutrition, et exercent une action stimulante sur les fonctions vitales. Le fer étant introduit dans l'organisme à plus forte dose, le sang devient plus riche en globules, et produit dans les poumons une absorption d'oxigène plus considérable; par là le sang subit des modifications qui se manifestent par une nutrition plus complète sous le rapport de la quantité et de la qualité, et par une coopération plus active des fonctions du système nerveux. Le sang, chargé de fer, atteint promptement son degré de saturation, et alors sa capacité pour ce métal cesse complétement. Lœffler[1] fit une expérience sur un jeune individu auquel il administra dans l'espace de quinze jours 6 2/3 drachmes de teinture d'acétate de fer : il trouva que la proportion du fer contenu dans le sang, qui était comme 1 à 5000, avant l'emploi du fer, s'éleva à 1 sur 3400 après cet emploi, ce qui donne pour le corps entier une augmentation de 6gr,3 en richesse martiale. On voit par là combien il faut pèu de fer pour élever la richesse martiale du sang, pourvu que le métal soit administré sous une forme qui le rende d'une résorption facile.

Les autres métaux de nos thermes, tels que le manganèse, le cuivre et l'arsenic, s'y trouvent en quantité tellement minime que l'on peut les négliger sans inconvénient, et il en est de même de l'iode et du brome. La découverte de l'arsenic dans nos eaux minérales, et dans plusieurs autres encore, a fait une certaine sensation. Les uns ont cru devoir attribuer à la présence de ce métal la vertu curative de nos thermes; d'autres, au contraire, se sont efforcés de les discréditer en les faisant passer pour empoisonnés. Ni l'un ni l'autre n'est

---

[1] *Journal de médecine expérimentale.*

admissible, car nos thermes contiennent si peu d'arsenic que cette substance ne saurait avoir aucune part à leurs effets. Pour en donner une idée, supposons que l'on prenne, journellement, quatre livres de notre eau minérale, pendant une cure de quatre semaines : la quantité d'arsenic absorbée ne dépassera pas un douzième de grain, c'est-à-dire qu'elle équivaut à peine à la moitié de la dose que nous n'hésitons pas à administrer quotidiennement dans la pratique médicale.

d) Gaz. Ce sont les ondins d'autrefois, présentés sous une forme plus respectable, l'acide carbonique et l'azote. Ce dernier gaz se trouve dans nos eaux en faible quantité, et n'est d'aucune importance pour les effets physiologiques. L'acide carbonique y est également moins abondant que dans les eaux minérales froides, parce que la chaleur en accélère le dégagement. Pris à l'intérieur, il exerce sur les nerfs de l'estomac une action doucement excitante et vivifiante, et donne par conséquent plus d'énergie aux fonctions de ce viscère. Il favorise les sécrétions, surtout celle des reins, et s'en va par la peau et par les poumons. A l'extérieur, il produit les mêmes effets excitants et vivifiants ; la peau l'absorbe rapidement et en notable quantité.

Dans l'emploi de nos thermes, les principes minéralisateurs et les forces physiques, dont nous venons d'examiner un à un les effets particuliers, entrent tous en jeu simultanément. Si nous classons leurs divers caractères dans un ordre qui réponde au degré de leur efficacité, le caractère salin obtiendra le premier rang ; le caractère alcalino-terreux, le second ; le caractère ferrugineux, comme accessoire, le troisième. Suivant le degré de chaleur auquel nos thermes sont employés, leurs effets chimiques gagnent en intensité, ou se modifient.

Chapitre IV.

EXAMEN RAISONNÉ DES EFFETS PHYSIOLOGIQUES DE NOS EAUX MINÉRALES.

Essayons maintenant, en nous appuyant sur ce qui précède,

d'élucider, au moyen d'un examen critique, le problème des effets physiologiques de nos thermes.

Avant d'aborder une à une les modifications opérées par les eaux de Wiesbaden dans l'organisme sain, l'on peut se demander en quoi consiste en général leur efficacité. Or, il se présente deux manières d'en rendre compte, de même que nous avons vu au chapitre VIII de la première partie deux manières d'expliquer l'origine de nos sources, savoir : la méthode mystique et la méthode rationnelle. Ici, comme dans le chapitre précité, les partisans du mysticisme se placent tantôt sur le terrain de la foi, et attribuent la vertu de nos eaux thermales aux naïades et aux ondins ; tantôt, s'abandonnant à des conceptions fantastiques de la philosophie naturelle, ils font consister l'efficacité des eaux dans un principe immatériel qui en ferait une espèce de liquide organique. Ce principe, suivant les uns, serait inhérent à toute la masse de l'eau ; suivant d'autres, il serait uni de préférence à une substance isolée, telle que la soude, le fer, le soufre ; ou bien à une propriété physique particulière, comme la chaleur, l'électricité, le magnétisme. Cette phrase du célèbre chimiste Chaptal : « Les chimistes ne peuvent disséquer que le cadavre des eaux, » n'a pas peu contribué à mettre en crédit la doctrine des mystiques. Tous, cependant, ne rejettent pas les résultats acquis au moyen des analyses de la science. Mais ils prétendent qu'à côté des substances minérales, les eaux recèlent un principe mystérieux qui met ces substances en rapport avec l'organisme vivant, et les rend efficaces.

La doctrine mystique compte en Allemagne un grand nombre de partisans, et nos meilleurs écrivains sur les eaux n'ont pas su se préserver entièrement d'un léger vernis de mysticisme. Quel ne dut pas être leur désappointement, lorsqu'à aussi bon droit que le leur le médecin hydropathe Priessnitz vint soutenir que le véritable principe vital s'était réfugié dans les eaux douces, dont les eaux minérales ne sont, à l'entendre, qu'une sorte de falsification !

Nous nous garderons bien de combattre ici les partisans du mysticisme. Ce serait nous livrer à un labeur aussi ingrat que stérile, car avec les mystiques toute discussion scientifique est impossible. L'amour du merveilleux est inné chez l'homme, et cet amour est puissamment entretenu par des intérêts très-mondains. Si les médecins des eaux veulent, à tout prix, voir un agent mystérieux caché sous les principes minéralisateurs et les propriétés physiques de leurs sources, eh bien, qu'il en soit ainsi, et puissent-ils s'en bien trouver, eux et leurs patients !

Quant à nous, nous nous rangeons à l'opinion des rationalistes pour lesquels la vertu des eaux minérales gît dans les éléments chimiques et dans les propriétés physiques tels que la science naturelle nous les a révélés.

Si nous prenons la somme des effets physiologiques des principes minéralisateurs et des agents physiques que nous venons de passer en revue au chapitre précédent, en tenant compte de leur importance relative sous le rapport de la quantité et de la qualité, nous obtenons un résultat équivalant aux effets physiologiques produits par l'application de nos eaux sur l'organisme. Nous n'hésiterons donc pas à convenir que les eaux minérales artificielles, préparées d'après la méthode perfectionnée de Struve, produisent, grâce à l'exactitude des analyses modernes, des effets physiologiques entièrement identiques avec ceux des eaux naturelles. Mais cela ne nous empêche pas d'avoir la ferme conviction, et l'expérience est là pour en démontrer la justesse, que les eaux artificielles ne parviendront jamais à une véritable importance pratique, non-seulement à cause de leur prix trop élevé, mais encore à raison de l'absence de certaines circonstances accessoires qui favorisent au plus haut degré l'efficacité des sources naturelles.

L'effet physiologique de nos thermes constitue un certain ensemble; mais cet ensemble se compose de divers éléments qui ne dépendent pas nécessairement les uns des autres. Nous avons vu, au chapitre de la formation des sources, comment celles-ci tirent leurs principes minéralisateurs de la composition accidentelle des roches. Ces principes se complètent quelquefois dans leurs effets, comme par exemple les sels alcalins et l'eau. D'autres fois, au contraire, ils se neutralisent en partie; c'est ce qui arrive pour les sels laxatifs, le carbonate de chaux et la chaleur. D'autres enfin produisent sur l'organisme des effets tellement divergents qu'il n'existe entre eux ni connexité ni influence réciproque. En un mot, nos eaux ne constituent pas une préparation thérapeutique composée *lege artis*, dans laquelle les divers ingrédients entrent soit comme adjuvants soit comme correctifs. Il est donc de la plus haute importance de préciser à quel principe minéral, à quelle propriété physique il convient d'attribuer tel ou tel effet physiologique. Nous allons en conséquence suivre l'effet physiologique de nos eaux dans tout son trajet à travers l'organisme, et déterminer l'origine et l'importance de chaque symptôme physiologique en particulier.

L'eau thermale produit sur le canal intestinal une action locale lubrifiante, dissolvante et excitante, à la suite de laquelle le goût devient plus net, la sécrétion salivaire plus abondante et plus fluide et l'appétit plus vif; un sentiment de chaleur se répand sur l'estomac et la digestion devient plus facile. Ces effets proviennent en partie de l'eau qui dissout et lubrifie; en partie des sels alcalins dont le propre est d'irriter doucement et de dissoudre les substances protéiques des aliments; en partie encore de l'acide carbonique qui exerce sur les nerfs de l'estomac une action vivifiante fugitive; peut-être aussi, après un usage prolongé, de l'action du fer, postérieurement à la résorption de ce métal.

Quand l'eau est bue chaude et à petite dose, l'effet irritant est limité à la partie supérieure du canal; le carbonate de chaux abaisse légèrement la sécrétion intestinale, et la chaleur, en favorisant la résorption et l'activité de la peau, occasionne un peu de constipation.

Les effets locaux de nos thermes sont, comme ceux de tous les médicaments, purement chimiques. Les eaux éprouvent donc également des modifications matérielles en vertu de la réciprocité de rapports qui s'établit entre leurs éléments constitutifs, et les substances ou les tissus qu'elles rencontrent. Nous citerons entre autres la formation des composés des sels avec les corps protéiques, et la combinaison des carbonates terreux avec les acides lactique et chlorhydrique. Celle-ci met en liberté une partie d'acide carbonique qui s'échappe parfois par des renvois.

Si l'on emploie l'eau thermale à forte dose et un peu fraîche, la résorption en est moins rapide et moins complète ; elle pénètre alors plus avant dans le canal intestinal, dont la faculté sécrétoire se trouve augmentée, et s'en va par les selles, en produisant des effets laxatifs plus prononcés.

Dans les derniers temps on a souvent posé la question de savoir en quoi consistent les effets laxatifs des thermes. Liebig, de nos jours, voulut l'expliquer par les lois de l'endosmose et de l'exosmose. Nous avons essayé de vérifier par des expériences l'exactitude de son opinion pour les eaux de Wiesbaden : afin d'imiter autant que possible la nature, nous avons rempli d'eau thermale un estomac de veau frais, et nous l'avons plongé dans du serum de sang de bœuf, après avoir pesé exactement les liquides, et en opérant à la température de 28° R. Nos premiers essais nous ont permis de constater que dans le premier quart d'heure il avait pénétré dans l'estomac par endosmose un drachme de liquide, au bout d'une heure, un tiers de drachme, et après vingt-quatre heures, un nouveau tiers, en tout 1 1/3 drachmes.

Par un second essai, pour lequel nous avons employé le même procédé, nous avons trouvé, après une demi-heure, une augmentation du poids de l'estomac d'un demi-drachme ; douze heures après, un second demi-drachme, et après vingt-quatre heures, un scrupule, environ quatre scrupules en tout. Un dernier essai nous a donné une augmentation de deux drachmes seulement, et l'augmentation moyenne de cinq essais a été, pour vingt-quatre heures, de deux drachmes environ.

On voit par là combien l'endosmose est insignifiante entre le serum et nos eaux thermales, et il n'y a pas lieu de s'en étonner. Effectivement, les analyses chimiques du sang ont démontré que ce liquide contient en tout 6,87 de sels. Nos eaux thermales en contiennent 7,61. La richesse saline est donc à peu près égale de part et d'autre, et par là se trouve écartée la possibilité d'un travail endosmotique de quelque importance.

Les effets laxatifs, suivant nous, proviennent de deux causes principales: l'eau bue en plus considérable quantité, et l'action irritante des sels, principalement du chlorure de sodium, sur les nerfs. Ces causes, d'une part, donnent lieu à une sécrétion plus abondante de la muqueuse et des organes glandulaires avoisinants, et, de l'autre, elles favorisent le mouvement péristaltique du canal intestinal. La preuve que les effets laxatifs sont surtout la conséquence d'un mouvement péristaltique plus intense résulte pour nous de la fréquence des selles, qui n'est pas en rapport avec la quantité des matières évacuées, et de l'activité musculaire plus élevée provoquée par les eaux dans les autres organes de la sécrétion, par exemple dans la vessie.

En prenant les eaux tout à fait froides, l'effet laxatif augmente, en partie à cause de la perte même du calorique, en partie à cause de celle des carbonates terreux qui se précipitent par le contact de l'air. Plus on provoque la propriété purgative de l'eau, plus la quantité qui s'en va par les selles est considérable, et moins elle est résorbée par conséquent, ainsi que nous l'avons pu voir par les analyses ci-dessus.

Notre eau thermale, prise à forte dose, conserve, tout en produisant des effets purgatifs, son action vivifiante et digestive, et l'usage peut en être réitéré pendant un temps assez long sans occasionner le relâchement ou l'affaiblissement du canal intestinal. En ceci elle se distingue des laxatifs antiphlogistiques et froids qui ne possèdent pas cette action vivifiante et excitante, et se rapproche davantage des purgatifs drastiques chauds dont le propre est d'irriter le canal intestinal, mais sans produire d'effets doucement excitants ou toniques. Si dans la matière médicale on cherche un purgatif analogue à nos thermes, c'est la rhubarbe qui se prête le mieux à la comparaison.

L'action excitante de nos eaux donne plus d'énergie anx systèmes et aux organes en relation avec le canal intestinal ; l'affluence du sang vers ce dernier en devient plus considérable, et la circulation dans les vaisseaux abdominaux plus active. Les sécrétions des organes glandulaires, surtout celle du foie et du pancréas, se font plus abondantes, et la menstruation est favorisée. Prises à petite dose, les eaux rendent l'assimilation plus parfaite et influent favorablement sur la nutrition; à forte dose, l'effet laxatif se produit, et l'assimilation se trouve restreinte jusqu'à un certain point.

L'action locale de nos eaux sur le canal intestinal a pour l'organisme des conséquences ultérieures qui se développent conformément aux règles de la continuité, du consensus nerveux et de la révulsion.

Les effets morbifiques de nos thermes pris en boisson sont provoqués en général par l'irritation trop prolongée du canal intestinal.

Leur action locale sur la peau extérieure diffère d'une manière essentielle des effets locaux produits par l'usage interne. Si les effets de chacun des principes minéralisateurs sont nécessairement les mêmes, n'importe le point de l'organisme avec lequel on les met en contact, les symptômes locaux qui en sont la conséquence n'en diffèrent pas moins suivant la structure particulière et l'importance physiologique de chaque organe, et suivant la nature des sécrétions que les eaux y rencontrent. La peau a une étendue très-considérable; elle est pourvue d'un grand réseau de nerfs et de vaisseaux, et joue en physiologie un rôle de premier ordre. Il n'y a donc pas lieu de s'étonner si l'eau thermale appliquée d'une manière égale, pendant un certain temps, sur la peau entière, y produit des effets locaux très-importants et qui méritent de fixer notre attention plus encore que ceux dérivant de l'usage interne. Employée en bains, l'eau thermale produit, comme dans l'usage interne, une action lubrifiante, émolliente et dissolvante. La chaleur, suivant que le degré en est inférieur ou supérieur à la température du sang, calme, rafraîchit et relâche, ou bien excite, échauffe et vivifie. Comparativement à la chaleur, la composition chimique des eaux n'a dans l'usage externe qu'une vertu de second ordre. Telle est l'opinion des balnéologues les plus distingués, par exemple celle du rationaliste Vetter pour toutes les eaux minérales, et, pour nos thermes en particulier, celle de Peez, auteur d'un ouvrage très-spirituellement écrit sur les eaux de Wiesbaden. « Les effets des eaux, dit-il, se trouvent scindés « dans leurs rapports avec l'économie animale ; il y a une action « matérielle, thérapeutique, dynamique, qui est le propre du « principe supérieur recélé par nos thermes. L'une ou l'autre « action est prédominante, suivant que les eaux sont employées « à l'extérieur ou à l'intérieur, en sorte que la ligne de démar- « cation entre les effets thérapeutiques et les effets dynamiques « existe dans le corps même. » Le principe dynamique supérieur de Peez n'est évidemment rien autre que le calorique. Nous ne prétendons pas dénier à la composition chimique des sources toute participation aux effets locaux des bains ; car ce sont au contraire les principes chimiques qui les différencient sous le rapport de leurs effets ; seulement, le calorique en est le caractère commun, et le caractère le plus saillant et le plus efficace.

Les principes minéralisateurs, les sels alcalins surtout, exercent une action irritante sur la peau par leur influence sur les ramuscules nerveux de celle-ci, en produisant de l'hyperémie dans les vaisseaux capillaires. L'acide carbonique qui, aussitôt après l'immersion dans le bain, se dépose en bulles sur le corps, seconde encore l'action des substances salines. De là la propriété excitante de nos sources, propriété toute particulière, attendu qu'elle se fait déjà sentir à 27° R., tandis que pour les eaux douces elle ne se manifeste qu'à 28° R., et que la première augmente très-rapidement avec l'élévation de la température, au point de provoquer des rougeurs et des éruptions sur la peau.

Afin de rendre plus sensible l'importance relative de la chaleur et de la composition chimique des eaux, comparons entre eux les thermes de Wiesbaden et ceux de Schlangenbad qui forment contraste avec les nôtres à cause de leur faible richesse alcaline : un bain de Schlangenbad, dont les eaux sont d'ordinaire très-calmantes, pris de 29° à 30° R., aura des effets excitants; un bain de Wiesbaden, habituellement très-excitant, sera à 26° ou 27° R. rafraîchissant et calmant pour les systèmes nerveux et vasculaire. Si par contre on prend l'un et l'autre bain à la température de 27° à 28°, celui de Wiesbaden sera fortement excitant, tandis que le bain de Schlangenbad sera calmant.

L'eau minérale donne lieu aux effets généraux en pénétrant dans la masse du sang. Dans l'usage interne, elle y est conduite très-rapidement au moyen des veines et des vaisseaux lymphatiques. Par les bains, elle y arrive à travers l'épiderme et les glandes sudoripares, à la suite de l'absorption de la peau et des vaisseaux capillaires.

L'absorption cutanée est généralement faible, comme nous l'avons vu au chapitre précédent; l'acide carbonique est absorbé le plus facilement, mais l'eau chargée de chlorure de sodium l'est infiniment moins. Quoique Lebküchner nie complétement une pareille absorption, nous ne l'en admettons pas moins, ainsi que nous y autorisent les résultats obtenus par nos analyses des urines.

L'eau minérale, parvenue dans le sang par l'une ou l'autre voie, en doit modifier les mélanges. Les principes inorganiques constitutifs du sang sont nécessairement augmentés par les éléments de nos thermes, lesquels, ainsi que nous l'avons vu plus haut, entrent tous dans la constitution normale du sang dont ils forment 799 parties sur 1000, et peuvent, sous ce rapport, être envisagés plutôt comme un aliment que comme un médicament.

Nous ne sommes pas encore parvenu, il est vrái, à démontrer par l'analyse chimique les modifications qui s'opèrent par l'absorption de nos eaux dans la constitution du sang, mais nous sommes autorisé à admettre par voie d'analogie la liquéfaction des corps protéiques, l'augmentation de l'eau, des sels, du fer, et celle des globules sanguins, ainsi que la conservation de leur forme. Le sang, modifié dans sa composition chimique et dans sa constitution organique, doit également, comme stimulant organique, produire, dans l'acte de nutrition des organes et des tissus, des résultats essentiellement modifiés qui consistent en général dans la diminution des dépôts protéiques, dans l'amélioration qualitative de la nutrition et, par suite, dans une activité plus grande du travail physiologique.

Combinée avec le sang, l'eau thermale concourt à l'acte de nutrition, et arrive avec lui à l'exsudation et à la transsudation. Elle exerce une action excitante sur les parois des vaisseaux sanguins, principalement sur les parties du système vasculaire par lesquelles elle pénètre dans la masse du sang. Dans la nutrition des organes et des tissus, elle facilite l'acte de transsudation et d'exsudation, hâte la métamorphose, restreint la formation des solides, et en favorise la liquéfaction. L'augmentation des globules sanguins donne lieu à une nutrition plus complète, laquelle est secondée en outre par l'effet local des eaux sur l'acte de la digestion. La constitution chimique et organique, ainsi que la destination physiologique de chaque organe, n'étant pas les mêmes, il est évident que le sang modifié a pour les divers organes et les tissus une importance plus ou moins grande : le sang, comme nous le savons, forme à l'extrémité des vaisseaux capillaires la *liquor sanguinis;* entre celle-ci et les sucs de la nutrition des organes il se fait un échange continuel par l'endosmose et l'exosmose ; le sang étant modifié par l'eau, donne donc naissance à une *liquor sanguinis* modifiée, et l'échange entre cette liqueur et les sucs nutritifs des organes devient d'autant plus actif qu'ils diffèrent davantage entre eux par leur composition chimique. On voit par là combien l'action de l'eau thermale sur les divers organes et sur les tissus doit être inégale, combien les modifications qui en résultent dans les fonctions des organes doivent différer entre elles, et l'on s'explique ainsi pourquoi les glandes, la muqueuse et les reins sont si puissamment affectés par l'eau thermale, tandis que les membranes séreuses et le cerveau paraissent complétement étrangers à l'action de cette dernière. C'est par la même raison que les divers éléments de nos thermes entrent en rapport avec tel organe ou tel tissu de préférence à tel autre, par exemple la soude avec les reins et les muqueuses, la chaux avec les os, la potasse avec les muscles, le fer avec les globules sanguins. Ces modifications ont pour conséquence la diminution du volume du corps, principalement celle du pannicule graisseux, une liberté plus grande dans le jeu des articulations et une innervation plus énergique. L'absorption prolongée de nos eaux par le sang n'engendre point de maladie thermale, et cela par deux raisons : d'abord le sang, quoiqu'il constitue à l'état normal un composé chimique et organique determiné, peut subir des modifications sous le rapport de la quantité comme sous celui de la qualité sans produire des anomalies; ensuite, les éléments constitutifs de l'eau thermale ne tardent pas à en être expulsés. La seule maladie thermale que nous connaissions provient, soit de l'irritation du canal intestinal à la suite de l'usage interne, soit, dans l'usage externe, de l'excitation des nerfs de la périphérie et du système vasculaire.

L'eau thermale joue un rôle favorable à la métamorphose, et contribue à la dissolution des matières fibrineuses et albumineuses. Par son action excitante sur les vaisseaux absorbants, sur les glandes et sur les organes de la sécrétion, la résorption des matières inutiles ou usées est activée. Après qu'elle s'est chargée de ces dernières, elle arrive avec le sang dans les organes sécrétoires. L'augmentation des sécrétions est le résultat de l'absorption d'une quantité de liquide plus considérable, de la liquéfaction des substances protéiques, d'une dissolution plus active dans les tissus des organes et d'une innervation plus complète des organes sécrétoires.

D'ordinaire, la sécrétion rénale est spécialement favorisée, ce qu'il faut sans doute attribuer à l'action irritante des sels sur l'organe même de la sécrétion. C'est particulièrement par les reins que l'organisme se débarrasse des matières usées ou inutiles. Par l'augmentation de la sécrétion rénale, l'azote qui ne sert plus est évacué sous forme d'acide urique, d'ammoniaque, d'acide hippurique, et surtout d'urée. L'évacuation par les reins se fait très-rapidement, comme le font voir les essais ci-après : Le sujet, préparé comme pour les expériences précédentes, épancha les eaux trois heures après le déjeuner. Après s'être tenu en repos pendant une demi-heure, il les épancha une seconde fois, et rendit 1 1/2 onces d'urine. Le lendemain matin il but, après avoir épanché l'eau, un demi-litre d'eau douce, et rendit, une demi-heure après, 4 onces d'urine, contenant : sels de cuisine 31^{gr},63; acide urique 1^{gr},12; urée 10^{gr},31. Le jour suivant on lui administra un demi-litre d'eau thermale, et il rendit une demi-heure après, 8 1/3 onces d'urine, contenant : sel de cuisine 53^{gr},81; acide urique 4^{gr},99; urée 32^{gr},01. En répétant cette expérience, on constata, après une demi-heure, comparativement au simple régime, une augmentation de 4 à 8 onces, et une augmentation de 3 à 7 onces, comparativement à la quantité d'urine provoquée par l'ingestion d'un demi-litre d'eau douce.

La sécrétion de la peau est principalement due à l'action de l'eau et de la chaleur; celle des organes glandulaires, du foie, du pancréas et des glandes salivaires paraît être favorisée de préférence par les substances salines. La chaleur, le fer, les sels, par leur action sur les vaisseaux et les nerfs abdominaux, stimulent les sécrétions de l'utérus.

L'eau thermale parvient en dernier lieu aux organes excrétoires dont elle excite l'activité musculaire, et provoque les évacuations, entre autres celles de la vessie, du rectum et de l'utérus.

Les éléments constitutifs de nos thermes se séparent de l'organisme par des voies différentes : l'eau et les sels salins, par les reins, la peau et les poumons; les sels terreux, par la bile et les urines; le fer, par les urines; l'acide carbonique, par la peau et les poumons, et le calorique, par la peau.

Dans les effets généraux, la chaleur, suivant le degré auquel elle est employée, joue un rôle, principalement dans l'usage externe des eaux, dont les effets doivent être attribués moins à l'absorption du liquide qu'à l'influence exercée sur l'organisme par une soustraction ou par une addition de calorique. Dans ce dernier cas, la chaleur, après avoir pénétré la peau, rayonne vers toutes les parties du corps en vertu des lois de la physique, agit d'une manière expansive et excitante, et stimule toutes les opérations du travail organique.

Chapitre V.

LES SOURCES MINÉRALES DE WIESBADEN CONSIDÉRÉES COMME MOYEN CURATIF.

Nous sommes amené maintenant à examiner quelle est la valeur, quelles sont les propriétés distinctives des eaux de Wiesbaden envisagées comme moyen curatif.

On a beaucoup débattu dans ces derniers temps la question de savoir d'où proviennent, à vrai dire, les succès éclatants obtenus par la cure des eaux. Le scepticisme du siècle s'est attaqué aux sources minérales comme à toute chose, et, si jadis beaucoup ont cru sans voir, en revanche, on a de nos jours refusé de croire à l'évidence. On a prétendu que tant de célèbres cures ne doivent pas être attribuées à la vertu des eaux, mais bien aux influences accessoires qui s'y rattachent, comme le voyage, le changement d'air, une manière de vivre nouvelle, la diète, les distractions, etc. Pour Jones, et en général pour les Anglais, nation voyageuse par excellence, le *change of scene and air* est le point capital, et telle fut aussi en Allemagne l'opinion de Matthai.

Nous sommes loin de vouloir nier l'importance de ces influences accessoires, et nous savons qu'appliquées avec discernement, elles secondent puissamment l'effet des eaux. Dans certains cas, nous conviendrons qu'elles sont même le moyen curatif principal, tandis que les eaux sont administrées pour en favoriser l'action, et qu'il suffit parfois aux malades de se soustraire aux influences pernicieuses du foyer domestique pour guérir de leurs maux. Mais, ces faits une fois admis, les effets salutaires des eaux minérales dans les maladies chroniques les plus graves, les plus invétérées, n'en paraissent pas moins incontestables, surtout pour qui a sous les yeux une source aussi héroïque que la nôtre. Les sujets atteints de maladies graves arrivent d'ordinaire chez nous après avoir usé de médications nombreuses, accompagnées de diète, de mouvement corporel et de distractions de tout genre. Souvent le médecin ne les envoie aux eaux qu'après s'être souvenu de l'adage : *Ultima medicorum appellatio balnea.* Or, dans ces cas-là, les agréments du voyage et le changement de climat sont impuissants. Que l'on essaie donc d'envoyer aux endroits les plus courus, les plus pittoresques du Rhin et de la Suisse quelque vieillard arthritique, quelque malade criblé de rhumatismes, ou seulement un hypocondriaque affecté d'une hypertrophie du foie ; qu'on leur fasse passer l'hiver dans les contrées les plus renommées de l'Italie et du midi de la France, et l'on verra s'ils en reviennent guéris !

Les eaux minérales les plus hétérogènes, nous a-t-on objecté, sont recommandées dans des cas tout à fait identiques, et l'on ne saurait par conséquent attribuer à la nature des eaux la guérison des malades. Cela tient sans doute à ce que les eaux minérales ont des rapports communs entre elles ; l'eau d'abord, qui en est l'agent le plus efficace ; puis un grand nombre possèdent une température et une constitution chimique à peu près semblables, puisque la plupart contiennent de la soude, de la chaux et du fer dans différentes proportions ; enfin, les propriétés d'une source peuvent se rapprocher de celles d'une autre, quand on les modifie, en variant le mode de l'application.

La meilleure preuve de l'efficacité des eaux, ne la trouvons-nous pas dans leur fréquentation progressive? leur vertu n'est-elle pas reconnue par tous les partis? Au plus fort de la controverse sur les principes curatifs, ne les voyons-nous pas constamment florissantes? En entendant révoquer en doute ses meilleurs remèdes, le praticien, trop consciencieux pour s'en remettre à la volonté divine, comme le conseille le Méphistophélès de Faust, n'a plus, dans ces temps de désolation, d'autre ressource que d'envoyer ses patients aux eaux, dont la vertu est restée, jusqu'à ce jour, étrangère aux querelles des partis, et dont l'efficacité a été si souvent couronnée de succès. C'est là que gît la raison de la fréquentation progressive des sources les plus renommées; c'est là ce qui explique pourquoi le territoire si exigu du Taunus rassemble chaque année plus de baigneurs que tous les bains de la France ensemble.

Nos thermes sont avant tout des sources salines; les carbonates terreux leur donnent en même temps le caractère alcalin, et le fer a également une part à leurs effets. Ces effets sont diversement modifiés, suivant le degré de la chaleur. D'autres sources contiennent les mêmes principes salins que les nôtres, ou se distinguent par une richesse minérale encore plus considérable; mais aucune d'entre elles ne réunit une constitution chimique identique et le même degré de chaleur. C'est là leur propriété caractéristique, leur véritable force; c'est par là qu'elles sont uniques et incomparables dans l'Allemagne entière, et qu'elles ont mérité d'être appelées *le héros des sources minérales* par l'illustre Hufeland. Indépendamment de leur température élevée, elles diffèrent des autres sources salines par la nature de leurs principes chimiques, et de leurs congénères de Soden et de Hombourg, par une moindre richesse minérale. C'est pour cela qu'elles sont moins excitantes que ces dernières pour la muqueuse intestinale, et qu'elles sont mieux supportées par les personnes d'un tempérament irritable.

Les effets physiologiques se trouvent diversement dénaturés par suite de la réaction modifiée de l'organisme morbide. Nous voyons, par exemple, l'eau minérale plus ou moins bien supportée par l'estomac malade. Les effets laxatifs dans ce cas se déclarent tantôt vite, tantôt très-difficilement, et les autres sécrétions sont ou bien augmentées d'une manière anormale, ou presque complétement supprimées, ou modifiées sous le rapport de la qualité. L'usage externe donne lieu à des écarts encore plus grands : la sécrétion cutanée déploie souvent une activité tout à fait anormale ; la peau se couvre d'éruptions ; le système nerveux et le système vasculaire sont surexcités. Dans l'organisme morbide la maladie thermale se déclare d'ordinaire plus tôt que dans l'organisme sain, et les symptômes du mal sont très-dissemblables entre eux, parce qu'alors les symptômes physiologiques se rencontrent et se combinent avec ceux de la maladie.

Il se déclare parfois une réaction fébrile à la suite de laquelle la matière morbifique est expulsée, ou bien il se forme des dépôts vers une autre partie du corps, ou bien encore la maladie est transformée.

Les effets consécutifs provoqués par les eaux dans l'organisme malade s'écartent aussi très-souvent de ceux qu'elles produisent sur l'organisme sain. L'augmentation des sécrétions subsiste souvent longtemps après la cure, et ne cesse qu'après l'élimination complète de la matière morbifique et le retour de l'organisme à l'état normal.

Si nous généralisons les propriétés de nos thermes par rapport à l'organisme, nous trouvons, en somme, deux actions principales dépendant réciproquement l'une de l'autre : une action irritante sur le système nerveux, par suite de laquelle diverses fonctions sont excitées et stimulées, et une action modifiant les liquides par l'intermédiaire du sang. La première est due principalement aux effets généraux.

On connaît deux méthodes curatives, l'une directe, l'autre indirecte : la première est dirigée contre la cause immédiate du mal, qu'elle anéantit, ou avec laquelle elle entre dans une combinaison qui n'a plus rien de nuisible pour l'organisme ; la méthode indirecte agit sur les conditions éloignées de la maladie, et tend à l'élimination du principe morbifique en provoquant dans l'organisme une réaction salutaire. Nos eaux thermales n'agissent généralement que d'une manière indirecte, et l'on n'en a pu constater l'action sur la cause immédiate que par exception, dans un petit nombre de maladies, par exemple dans la dyspepsie causée par des acides, dans l'atonie du canal intestinal, dans la pléthore abdominale, dans l'hypertrophie simple, dans les désordres des fonctions, dans les ulcères, les exanthèmes cutanés, etc.

Les effets thérapeutiques indirects de nos thermes consistent en partie dans l'éloignement de la cause médiate de la maladie, en partie dans l'élimination de la matière morbifique au moyen de sécrétions plus abondantes. L'action des eaux arrive, dans ce cas, à la cause prochaine du mal en vertu des lois de la sympathie, de l'antagonisme, de la dérivation et de la révulsion. Ces effets indirects sont uniquement déterminés par l'action physiologique, et se manifestent par la rectification des fonctions, par la modification et l'amélioration des mélanges, et surtout par la stimulation et l'augmentation des sécrétions.

Nous guérissons les maladies par l'action physiologique de l'eau thermale appliquée d'une manière méthodique, et continuée jusqu'à ce que nous obtenions l'élimination du mal. A cet effet nous renforçons cette action dans une mesure convenable, qui dépend de la nature de la maladie et de la complexion individuelle du patient. Quant à la question de savoir si, pour obtenir l'éloignement du mal, on fait bien d'élever l'action physiologique au point de provoquer la maladie thermale, nous n'hésitons pas à répondre formellement, non. La plupart de nos cures s'obtiennent sans qu'il soit besoin d'en appeler à des symptômes de réaction fébrile, et nous n'ignorons pas que la maladie thermale peut, dans certains cas, mettre en péril la vie du patient. Il n'est d'ailleurs nullement démontré que cette dernière amène la guérison du mal; nous voyons même souvent des cas qui se sont montrés rebelles pendant la cure aboutir plus tard, à la suite des effets consécutifs, à une solution favorable. Autrefois on en jugeait différemment : l'on estimait que la maladie thermale était indispensable à la guérison, et de là vient que nos eaux avaient alors la réputation d'être trop fortes, trop irritantes. Cette maladie, que l'art nous prescrit de prévenir, ne peut pas toujours être évitée; nos eaux la provoquent plus aisément que d'autres, et quelquefois elle se déclare d'une manière soudaine, sans être précédée par les symptômes précurseurs de la saturation qui doivent guider le médecin. Cette invasion subite du mal provient ordinairement de refroidissements, de l'inobservation du régime, d'émotions vives ou d'autres influences étrangères pernicieuses.

La nature complexe de nos eaux thermales considérées comme substance thérapeutique, les résultats si divers auxquels elles peuvent conduire selon la partie à laquelle on les applique, selon le mode et l'étendue de leur application, nous donnent la mesure de l'emploi multiple dont elles sont susceptibles dans les cas les plus dissemblables, et de l'importance du mode du traitement pour le succès de la cure.

Pour nous résumer, les effets de nos eaux thermales sur l'organisme que la science met habituellement à profit dans un but médical, sont les suivants :

1° Les eaux agissent sur l'estomac en détruisant les aigreurs, en dissolvant et en liquéfiant le mucus et les substances qui y sont contenues, en stimulant et en fortifiant la digestion.

2° Elles exercent une action laxative sur les parties les plus profondes du canal intestinal.

3° Elles modifient la masse du sang dont elles augmentent les parties aqueuses, terreuses et salines, tiennent les combinaisons protéiques en solution, multiplient et conservent les globules sanguins.

4° Elles ont pour la circulation du sang une action excitante, principalement pour les veines du bas-ventre.

5° Elles excitent les nerfs de la périphérie, surtout la moelle épinière et les ganglions.

6° Elles restreignent la nutrition, tout en l'améliorant sous le rapport de la qualité.

7° Elles hâtent la métamorphose et favorisent la dissolution des combinaisons fibrineuses et albumineuses.

8° Elles activent la résorption par leurs effets stimulants sur les systèmes glandulaire et lymphatique.

9° Enfin, elles facilitent et augmentent la sécrétion des reins, du foie, des glandes salivaires, des muqueuses, de la peau et de la menstruation, et excitent l'activité des organes excréteurs.

Chapitre VI.

INDICATIONS POUR L'EMPLOI DE NOS EAUX MINÉRALES.

Les indications pour l'emploi de nos eaux minérales se déduisent des effets physiologiques que nous venons d'énumérer, et la justesse de cette déduction m'a été constamment démontrée de point en point par l'expérience pendant tout le cours de ma pratique.

Nous avons distingué plus haut dans les propriétés de nos eaux deux actions différentes, l'une irritante, l'autre provoquant dans l'organisme des modifications matérielles. La première convient aux maladies présentant un caractère atonique ou de faiblesse torpide ; la seconde est efficace dans des cas provenant directement ou indirectement d'une anomalie des mélanges. L'une et l'autre affectent principalement les organes et les systèmes qui déterminent l'échange moléculaire avec le monde extérieur, et modifient les liquides destinés à la nutrition du corps. Nos eaux ont donc une vertu toute particulière pour les maladies atoniques de la vie végétative. Celles-ci sont habituellement d'une nature chronique, et ont été d'ordinaire traitées comme telles, sans succès, avant que le patient se soit décidé à aller aux eaux. Ce sont des affections enracinées, provenant soit d'un vice de conformation ou d'une faiblesse héréditaire, soit de l'action prolongée d'une influence nuisible extérieure, soit enfin de l'activité anormale de la sécrétion ou de

l'excrétion. Elles entraînent communément un état de souffrance générale, une crase anormale, et sont désignées sous le
nom de *maladies constitutionnelles*. Après s'être montrées rebelles à tous les remèdes, elles cèdent souvent à l'action merveilleuse de nos thermes dont elles ont fondé la brillante réputation. D'autres indications sont basées sur l'action exercée
par nos eaux sur un organe, sur un tissu particulier. Pour les
exposer convenablement, nous examinerons les principaux
états pathologiques dans lesquels l'eau thermale reçoit son application.

1. *Dérangement chronique de la digestion, ou dyspepsie.*

Nous entendons par dyspepsie un état pathologique dans lequel la digestion procède d'une manière lente, pénible, imparfaite et douloureuse. Les symptômes du mal consistent dans
l'impureté de la langue, accompagnée de pression et de plénitude à l'estomac, d'ardeur dans le gosier, d'engorgement de
mucus, d'aigreurs, de renvois, de dégoûts, de flatulence et de
vents; les selles deviennent paresseuses; le malade éprouve
dans la région du bas-ventre des sensations douloureuses, et
l'humeur du patient en est altérée.

La digestion est le point de départ du bien-être matériel. Le
moindre dérangement survenu dans cet acte important a pour
conséquence immédiate de troubler la formation du chyle et
celle du sang, la nutrition, la sécrétion et l'innervation, et donne
naissance à toute cette légion de maladies provenant d'un vice
inhérent aux fonctions nutritives et sécrétoires. A celles-ci se
rattachent des maladies nerveuses et d'autres perturbations encore, lesquelles se développent, en vertu des lois de la sympathie,
par suite de la connexion des nerfs ganglionnaires avec la
moelle épinière et le cerveau. Le dérangement de l'estomac peut
provenir d'une foule de causes : nous ne nous occuperons ici
que de celles pour lesquelles l'eau de Wiesbaden est indiquée.

a) Dérangement chronique de la digestion provenant d'aigreurs.
Ce mal se déclare chez les adultes et s'annonce par de la pyro-

sis, par des sensations morbides et douloureuses à l'estomac, des constipations ou bien des diarrhées, enfin par des vomissements d'aigreurs et de mucosités peu consistantes, et il accompagne fréquemment d'autres maladies graves, quand il n'en est pas le précurseur. Il cède à l'action de nos thermes, dont la composition chimique détruit les aigreurs, excite et vivifie les fonctions digestives et favorise les selles.

b) Dérangement chronique de la digestion causé par des glaires. Dans tout le trajet du canal intestinal la sécrétion du mucus se montre, dans l'espèce, plus abondante, et ce dernier y est plus tenace qu'à l'état normal. Le mal se complique souvent par la formation de vers. Notre eau thermale a pour effet, dans ce cas, de dissoudre et de liquéfier les glaires ; elle stimule la digestion et agit comme anthelmintique, même contre le ténia, ainsi que l'expérience nous l'a prouvé ; cette propriété lui est commune avec d'autres sources salines.

c) Dérangement chronique de la digestion par suite de l'atonie des organes digestifs. Au lieu de sécrétions anormales, nous observons, dans l'espèce, de l'inertie dans les fonctions. Le patient éprouve après le repas de la plénitude, de la pesanteur et des gonflements dans la région précordiale, et plus tard dans le bas-ventre ; l'appétit est irrégulier et les selles paresseuses.

d) Dérangement chronique de la digestion provenant d'irritation du canal intestinal. Cette maladie se présente sous forme d'*irritation gastrique* ou de gastrite chronique. Le mal provient de l'abus de la bonne chère, de certaines influences nerveuses, et principalement de l'intempérie des saisons. Dans ce cas, le moindre trouble des fonctions cutanées réagit sur le canal intestinal et y produit une irritation qui, sous l'action répétée de l'influence morbifique, devient permanente. Dans le traitement de cet état pathologique, d'une guérison si difficile, nos bains sont d'une efficacité merveilleuse. L'eau thermale prise tiède, à petite dose, convient également lorsque l'irritation commence à céder.

2. *Anomalies chroniques des mélanges du sang.*

Nous entendons parler ici d'anomalies qui constituent un état pathologique. La constitution chimique du sang varie, comme on sait, dans de certaines limites, suivant l'individualité, suivant les influences extérieures, sans que la santé en soit compromise; certains corps étrangers, des médicaments par exemple, peuvent entrer dans la masse du sang sans y occasionner de désordres. Mais, lorsque ces limites sont dépassées, ou bien quand les corps étrangers exercent sur l'organisme une action pernicieuse, il en résulte un état pathologique connu sous le nom de *dyscrasie chronique.* Nous croyons devoir entrer dans quelques détails sur les maladies de cette nature, parce que nos eaux sont dans ce cas d'une efficacité extraordinaire et d'un emploi universel.

L'ancienne pathologie humorale admettait une dyscrasie dans tous les cas où les symptômes annonçaient un état pathologique général, et érigeait en cause immédiate du mal un principe âcre produisant une modification qualitative dans les éléments constitutifs du sang. Lorsque l'on fit sur ce liquide les premiers essais de chimie analytique, on y trouva effectivement des principes étrangers que l'on prit pour la cause de la dyscrasie ; mais quand l'analyse du sang eut fait de nouveaux progrès, on s'aperçut que ces prétendus principes étrangers se trouvaient également dans le sang à l'état normal, et l'on s'assura par des travaux ultérieurs que, dans la plupart des dyscrasies, la science ne pouvait découvrir dans les éléments du sang que des modifications purement quantitatives. Ces résultats fournirent à l'opinion de la pathologie humorale une base nouvelle et palpable, dont l'école de Vienne s'est emparée pour fonder une crasologie qui ramène les différentes dyscrasies aux modifications justifiées par l'analyse. Certes, nous devons accueillir cette découverte comme un grand progrès de la science, d'une utilité incontestable pour la médecine pratique. Mais il n'en est pas moins vrai que les partisans de la doctrine de

Vienne sont allés trop loin en croyant avoir trouvé dans la disproportion des éléments chimiques du sang la cause immédiate de la maladie.

Il suffit, pour être convaincu de leur erreur, de savoir que la même crase caractérise quelquefois les cas les plus dissemblables, comme le choléra, la goutte, les tubercules et l'hydrophobie.

D'ailleurs, des quantités infiniment petites suffisent pour produire dans la vie organique des effets considérables. Des corps formés d'éléments identiques donnent lieu aux phénomènes les plus divergents; des composés isomériques déploient, même dans le règne inorganique, des propriétés pour ainsi dire opposées. Il n'y a donc pas lieu de s'étonner si la chimie analytique a bien pu constater jusqu'à présent une différence en plus ou en moins dans les éléments de la constitution normale du sang, mais jamais une modification qualitative due à la présence de principes étrangers, pas même dans les cas où il en existe une indubitablement, comme dans les maladies contagieuses.

Ces principes nous sont donc inconnus; mais ce qui tend à en établir l'existence, c'est la diversité des symptômes qui caractérisent des maladies présentant la même crase, et surtout la nature dissemblable de ceux de leurs produits pathologiques qui sont à considérer comme des excrétions du sang. On pourrait objecter, il est vrai, que la chimie analytique n'a également ment constaté dans les éléments organiques de ces produits que des différences purement quantitatives, mais ce serait à tort, car la propriété qu'ont certains produits pathologiques de communiquer à l'organisme sain le mal dont ils procèdent, prouve d'une manière évidente qu'un principe morbifique, cause immédiate de la maladie, est souvent inhérent à ces produits, et a été éliminé du sang avec eux. Prenons pour exemples le virus variolique et celui de la syphilis : tous deux, combinés avec le pus, fournissent à l'analyse les mêmes principes organiques, et ont cependant pour l'organisme des effets trèsdissemblables. L'état actuel de la science nous permet donc d'admettre que les crases révélées par la chimie analytique constituent rarement par elles-mêmes un état morbide ; qu'elles sont plutôt la cause éloignée du principe de la dyscrasie, ou bien qu'elles en sont le produit secondaire. Il est naturel de penser que le principe morbifique se trouve combiné avec celui des éléments constitutifs du sang dont la proportion est augmentée d'une manière anormale, comme le virus se trouve combiné avec le pus. Dans tous les cas il existe entre eux une connexion intime, puisque le principe morbifique est fréquemment éliminé de l'organisme avec les éléments constitutifs du sang qui s'y trouvent en quantité anormale. La chimie analytique n'en est qu'au début de ses découvertes ; elle est sans doute appelée à pénétrer plus avant dans les états pathologiques du sang, et à approfondir la cause première des dyscrasies en général, de même qu'elle a réussi à le faire pour la goutte. Jusque-là, il faudra nous en tenir aux *âcretés* hypothétiques. Les découvertes actuelles n'en sont pas moins d'une très-grande importance pour la thérapeutique ; elles nous apprennent à connaître quel est l'élément du sang dont la proportion a été augmentée d'une manière anormale, et à laquelle se trouve unie la cause prochaine de la dyscrasie. Elles nous apprennent encore que les forces curatives de la nature tendent à localiser l'un et l'autre pour les expulser en même temps. Or, dans la guérison des maladies dyscrasiques, notre tâche consiste à imiter la nature.

Voici les différentes anomalies de la constitution du sang pour lesquelles l'eau de Wiesbaden est indiquée.

a) Albuminose ou vénosité. Cette crase anormale consiste dans la prédominance de l'albumine, et elle est caractérisée par l'épaississement du sang qui devient d'une couleur rouge foncé et d'une coagulation difficile. On la trouve, soit comme cause prédisposante, soit comme symptôme concomitant, soit encore comme phénomène secondaire, dans la plupart des dyscrasies et des maladies chroniques. Elle est le précurseur de la goutte, de l'hypocondrie, des hémorrhoïdes, de l'engorgement du foie et de la rate; elle accompagne les scrofules, et on la voit apparaître à la suite du rhumatisme chronique et de la syphilis constitutionnelle. L'eau de Wiesbaden a pour effet de restreindre la formation de l'albumine, de maintenir à l'état liquide les produits de la force plastique, et d'en favoriser l'élimination par les sécrétions.

b) *Hydrémie, anémie.* Dans ces espèces, la quantité de l'eau est augmentée, le sang devient plus liquide, moins glutineux et d'une coagulation très-imparfaite. Elles se rencontrent dans différentes formes d'hydropisie et dans la chlorose; elles dérivent d'une nourriture malsaine ou incomplète, et accompagnent, comme symptôme, les empoisonnements chroniques causés par des métaux. L'eau thermale y est indiquée pour l'usage interne à petites doses, dans le but de faciliter la digestion, et en bains, afin de stimuler la sécrétion, si toutefois le patient n'est pas déjà trop affaibli.

Les différentes formes de dyscrasies qui sont en connexion, comme nous venons de le voir, avec ces anomalies de la constitution du sang peuvent être rangées dans les catégories suivantes :

a) *Dyscrasies provenant de la production excessive de matières excrétoires.* L'espèce la plus importante de cette catégorie est sans contredit la goutte, dont la cause immédiate gît dans la production exagérée de l'acide urique dans le sang, démontrée directement par les analyses de Garrod[1] sur le sang d'individus goutteux. Ce qui n'était donc autrefois qu'une âcreté hypothétique, est devenu, grâce aux progrès de la science naturelle, une vérité scientifique. L'admission de l'acide urique comme cause prochaine de la goutte est justifiée par la nature des influences morbifiques qui ont précédé cette maladie, par les symptômes précurseurs, par le dérangement de la digestion et l'altération de la composition du sang, par l'amoindrissement de l'acide urique dans les urines des goutteux et par l'augmen-

---

[1] *London medical Gaz.*, 1850.

tation de cette substance au moment de la crise, enfin par les dépôts uratés auxquels la goutte donne naissance.

La goutte étant engendrée par l'acide urique formé dans le sang, il va de soi qu'il existe entre cette maladie et les reins des rapports particuliers. Effectivement, c'est par les reins que l'azote inutile est éliminé du corps; dans l'état normal il s'y forme de l'acide urique et de l'urée qui sont chassés par les reins. L'augmentation des composés protéiques doit nécessairement donner naissance à une production plus considérable d'urée et d'acide urique. Lehmann[1], par des essais très-intéressants, a fait voir comment l'acide urique est engendré dans les urines par une nourriture animale. Si nous en jugeons donc d'après l'état actuel de la science, la goutte, dans son développement, parcourt les phases suivantes :

Une prédisposition héréditaire, une digestion faible et la formation d'aigreurs dans l'estomac, une action extérieure nuisible provenant d'une nourriture animale trop abondante, ou d'aliments malsains, lourds, propres à engendrer des aigreurs; la production exagérée des composés protéiques donnant lieu à une crase albumineuse; enfin la formation d'acide urique provenant de la prédominance de l'azote contenu dans l'albumine. Dans les premiers temps l'acide urique est éliminé par les reins; mais peu à peu ces organes sont irrités par la quantité toujours croissante de cette substance; il y survient de l'hyperémie, de la surexcitation, et la sécrétion cesse. L'acide urique reste alors dans le sang, et, s'il ne parvient pas à se frayer une issue par la peau, il se déclare une irritation dans les systèmes nerveux et vasculaire provoquée par des refroidissements, des infractions au régime, des émotions, des effets purement mécaniques et par d'autres influences malfaisantes. L'organisme, pour s'en débarrasser, forme des dépôts dans certaines parties du corps, ou l'expulse par sécrétion, et le malade éprouve un soulagement momentané. Mais si la maladie se prolonge, et s'il survient de

---

[1] *Chimie physiologique.*

l'affaiblissement, le développement régulier du mal dégénère en
la forme irrégulière, et se change en goutte torpide avec des
paroxismes passagers et des affections articulaires permanentes,
ou bien encore l'affection devient locale et tombe sur des parties plus nobles.

Les sources de Wiesbaden revendiquent le premier rang
parmi les eaux minérales pour le traitement de la goutte, et
doivent en partie leur réputation aux succès qu'on a obtenus
dans cette voie. Elles sont indiquées dans toutes les phases de
la maladie, hormis dans le paroxisme même; elles déploient
leur action salutaire contre le trouble des facultés digestives,
combattent la vénosité par leurs propriétés excitantes, main-
tiennent l'albumine prédominante à l'état liquide, et en déterminent l'évacuation, dissolvent les dépôts d'acide urique et les
éliminent du corps par leur action énergique sur les reins et sur
la peau. Quand la goutte se présente sous la forme éréthique normale, l'emploi de nos eaux est plus restreint, parce qu'elles
provoquent volontiers des paroxismes que l'on tient à éviter.
Par contre, elles déploient dans la forme torpide toute leur
efficacité, soit en bains, soit en boisson, en vertu de leurs
principes et de leur chaleur. Il existe pour la goutte intérieure
un traitement particulier qui a pour objet de la convertir en
goutte régulière. Grâce à l'action vivifiante et excitante de nos
thermes, on y réussit fréquemment, et l'on obtient ainsi les
cures les plus brillantes.

*b) Dyscrasies causées par la rétention de matières excrétoires.
Ictère.* L'ictère provient de la présence anormale de la bile
dans le sang, et a sa cause tantôt dans la production excessive des principes constitutifs de la bile dans le sang, tantôt
dans la sécrétion vicieuse ou dans le défaut d'excrétion de la
bile. L'eau de Wiesbaden est indiquée dans l'espèce parce
qu'elle favorise l'élimination des principes bilieux en excitant
et en élevant l'activité de toutes les fonctions sécrétoires, principalement la sécrétion biliaire, en second lieu, celles des reins
et de la peau. Le succès du traitement tient surtout à l'énergie

avec laquelle nos eaux agissent contre toutes les causes de l'ictère simultanément.

Rhumatisme. L'espèce la plus importante de cette catégorie est l'affection rhumatismale, dont la cause immédiate n'existe encore qu'à l'état d'hypothèse. Des médecins, entre autres Williams, ont prétendu que cette cause consiste dans la présence dans le sang d'une quantité anormale d'acide lactique; mais, jusqu'à présent, leur manière de voir n'a été confirmée par aucune démonstration scientifique. D'autres veulent voir la cause immédiate du rhumatisme dans une modification de l'électricité de la peau, et considèrent la formation d'un acide comme étant une chose secondaire; cette hypothèse est également dénuée de preuve. Le rhumatisme provient évidemment d'un dérangement des fonctions de la peau. Mais quelle est dans l'espèce la modification qualitative de la sécrétion cutanée? C'est ce que l'analyse chimique ne nous a pas encore révélé. On n'est même pas fixé, jusqu'à ce jour, sur la composition normale de la sueur, et force nous est, en attendant que le jour se fasse, de nous en tenir à l'ancienne âcreté rhumatismale. Voici, d'après mes propres observations, l'origine, le développement et les phases de cette maladie :

Une prédisposition rhumatismale consistant dans une peau douce, molle, encline à la transpiration; la suppression de l'activité cutanée par des influences extérieures, principalement à la suite de refroidissements; la métastase dans les tissus fibreux avec symptômes douloureux et avec affaiblissement de la force motrice; l'élimination de l'humeur rhumatismale par le travail de la peau dont l'énergie est élevée à la suite de circonstances favorables. Dans la suite, et en cas de rechutes fréquentes, l'humeur reste dans le sang, engendre la crase albumineuse, et trouble la nutrition sous plusieurs rapports. Il survient de l'engorgement dans les organes glandulaires et des dépôts dans le périoste. Des exsudations se forment dans le tissu cellulaire, dans les articulations, les cavités, les centres nerveux, etc.

L'efficacité reconnue de nos thermes contre les formes rhumatismales les plus enracinées a conduit certains médecins à les désigner comme un remède spécifique. Cette opinion n'est pas susceptible de réfutation, puisque la cause immédiate de la maladie nous est encore inconnue. Mais d'après ce que nous en savons, cette efficacité spécifique est invraisemblable. La vertu de nos sources, selon moi, consiste surtout dans les effets puissants de nos bains qui stimulent la peau et la sécrétion cutanée, et, par là, ramènent la matière morbifique des parties internes à la superficie; puis, dans l'action de l'eau thermale qui favorise la sécrétion urinaire, combat la crase albumineuse en modifiant le chimisme du sang, et vivifie tout l'organisme chez les patients d'un tempérament épuisé.

Nous parlerons plus loin des terminaisons du rhumatisme.

c) *Dyscrasies déterminées par la présence dans le sang d'un principe morbifique particulier.* Nous mentionnons en premier lieu les *hémorrhoïdes*. Selon moi, l'on confond sous cette dénomination deux espèces différentes, l'une présentant les symptômes d'un état pathologique général, et se frayant une issue périodique par des sécrétions sanguines du canal intestinal, l'autre qui n'est qu'une affection locale du rectum déterminée par des causes mécaniques. Je ne m'occuperai ici que de la première.

Les hémorrhoïdes constitutionnelles ont pour cause immédiate une âcreté du sang qui, il est vrai, n'est pas encore chimiquement démontrée, mais que nous devons admettre à raison des symptômes mêmes de la maladie. L'affection hémorrhoïdale est la sueur jumelle de la goutte. Toutes deux sont dues aux mêmes influences pernicieuses et accompagnées d'un état de souffrance générale semblable. L'une ou l'autre se déclare de préférence, selon les dispositions et la manière de vivre individuelles. La goutte est commune chez les personnes d'un tempérament éréthique; les hémorrhoïdes affectent plus spécialement les constitutions d'une nature torpide. Dans certains cas ces deux affections alternent entre elles. Cependant, par les symp-

tômes précurseurs des hémorrhoïdes, ce sont d'ordinaire les
parties inférieures du canal intestinal qui souffrent; ce ne sont
pas tant les fonctions de l'estomac qui deviennent irrégulières,
que celles du canal. Le dérangement de la digestion se déclare
plus tard, après le repas; la pulsation abdominale se manifeste
davantage vers la cavité pelvienne, et les selles se montrent
plus irrégulières; le rectum se congestionne de plus en plus,
et sécrète du sang modifié d'une manière toute particulière; à
la suite de cette sécrétion la digestion se rétablit. Si la sécrétion
sanguine ne parvient pas à se faire jour, ou si elle est suppri-
mée, l'humeur refoulée donne naissance à des congestions vers
d'autres parties du corps, et provoque toutes les formes de ce
Protée pathologique que nous comprenons sous le nom d'*hémorrhoïdes anormales*.

Le traitement de l'affection hémorrhoïdale par l'eau de Wiesbaden se fait de deux manières, suivant que l'on se propose de
régulariser les hémorrhoïdes anormales, ou d'obtenir la guérison des hémorrhoïdes régulières. Nous nous réservons d'établir dans la partie spéciale de cette monographie les indications
d'après lesquelles le médecin doit se guider pour savoir si,
dans le traitement des hémorrhoïdes anormales, il convient de
viser au rétablissement du flux hémorrhoïdal ou de tenter une
cure radicale.

Pour amener le flux hémorrhoïdal, on fait prendre l'eau à la
dose laxative, et l'on ordonne des demi-bains ou des bains de
siége avec application de douches sur les reins. Si l'on se
propose de guérir les hémorrhoïdes régulières, l'usage interne
est limité à la dose dissolvante, et l'on administre des bains
entiers dont les effets dérivatifs portent à la peau. L'eau de
Wiesbaden est surtout indiquée dans les cas où les hémorrhoïdes alternent avec la goutte, ou se compliquent de rhumatisme de telle sorte que ce dernier provoque, par l'irritation
qu'il occasionne, des congestions hémorrhoïdales dans certains
organes.

La seconde espèce de cette catégorie est *l'affection scrofu-*

leuse, pour laquelle nous admettrons également, avec les partisans de la pathologie humorale, une âcreté particulière dans le sang. Il est de fait impossible d'expliquer les scrofules uniquement par la dyscrasie des principes constitutifs du sang, quand ce ne serait qu'à raison de l'identité chimiquement démontrée des dépôts de nature scrofuleuse et de ceux de nature tuberculeuse.

Les scrofules proviennent d'un dérangement dans les fonctions digestives qui présuppose un excédant d'albumine dû à un penchant trop prononcé pour une nourriture végétale. Nous avons vu que la goutte provient d'une alimentation fortement azotée; les scrofules, par contre, sont engendrées par l'abus de mets riches en carbone. Elles ont pour siége normal les glandes lymphatiques, se trouvent dans une relation particulière avec la muqueuse et les os, et occasionnent volontiers de l'inflammation et des abcès. D'après Lehmann[1], le sang des scrofuleux est modifié en ce sens que les sels s'y trouvent en plus faible proportion. Quant aux urines, elles contiennent un excédant d'acide phosphorique et d'oxalate de chaux.

Nos eaux thermales déploient leur efficacité contre les scrofules en améliorant la digestion, en dissolvant et en liquéfiant le mucus, et en fournissant au sang une plus forte proportion de sels. Elles excitent les glandes lymphatiques, stimulent les fonctions sécrétoires, et déterminent de cette manière l'élimination du principe scrofuleux. Elles sont surtout indiquées chez les malades qui viennent d'atteindre l'âge de puberté, et dans les cas où les scrofules se compliquent de rhumatisme, d'hémorrhoïdes, de goutte, de syphilis, de désordres survenus dans la menstruation, d'hypertrophies, etc.

D'autres affections qui doivent être rangées sous cette rubrique, dérivent d'un principe contagieux qui a pénétré dans le sang; telles sont les *dyscrasies carcinomateuses, syphilitiques*

---

[1] *Chimie physiologique.*

et blennorrhagiques. Nous les comprenons dans le même para-graphe, parce que les eaux de Wiesbaden n'agissent sur aucune d'elles comme un spécifique, mais amènent la guérison de la maladie par voie indirecte, en vertu de leurs propriétés physiologiques, en excitant et en augmentant les sécrétions, en déterminant l'élimination du principe de la contagion, et en étendant leurs effets vivifiants sur l'organisme entier.

La science ne nous a pas révélé jusqu'à présent la cause qui engendre le cancer, et nous ne savons pas s'il est en principe une maladie du sang ou une affection locale. Il se peut que le principe carcinomateux prenne naissance dans le sang, mais nous n'avons encore aucun moyen pour le reconnaître avant que le mal se soit localisé, et, une fois que l'affection locale s'est déclarée, le mal progresse, l'expérience nous l'a appris, malgré tous les remèdes. Aussi croyons-nous devoir révoquer en doute la justesse du diagnostic dans les cas où l'on a prétendu que Wiesbaden et d'autres eaux minérales ont opéré la résolution et la guérison du scirrhus. Quand le mal local, après avoir duré quelque temps, a été réduit avec le secours de la chirurgie, il reste souvent dans l'organisme une dyscrasie du sang engendrée par la résorption du cytoblastème, et qui donne naissance à de nouvelles formations cancéreuses ; dans ce cas nos eaux thermales sont employées avec succès comme un dépuratif du sang et comme un prophylactique. La syphilis et la blennorrhagie reposent sur deux contagions qui n'ont rien de commun entre elles, si ce n'est le mode de la transmission. Lorsque ces affections sont devenues anciennes, il se déclare une anomalie des mélanges donnant lieu à des produits pathologiques qui, tout en affectant un caractère générique, ne sont plus porteurs du principe contagieux, et cessent par conséquent d'être transmissibles. Elles constituent alors la syphilis et la blennorrhagie constitutionnelles qui se compliquent fréquemment de rhumatisme, de goutte, de scrofules et d'autres maladies. Dans ces espèces, simples ou compliquées, on obtient avec l'eau de Wiesbaden les résultats les plus satisfaisants.

Un autre genre de dyscrasie qui trouve ici sa place provient de la présence prolongée et *des effets consécutifs de poisons métalliques*. On a également, dans ces espèces, employé nos thermes avec succès, et Peez nous fournit la relation d'un cas très-intéressant d'empoisonnement arsénical chronique qui a été radicalement guéri par l'usage de nos eaux, preuve éclatante que la quantité minime d'arsenic que l'analyse chimique nous y a révélée doit être complétement négligée. Nos thermes ne possèdent pas une action spécifique contre les dyscrasies métalliques, comme celle des sources sulfureuses contre les empoisonnements par le plomb ou par le mercure; l'eau n'agit ici qu'en vertu de ses propriétés physiologiques, ainsi que nous l'avons vu plus haut. Aussi en recommandons-nous l'emploi, moins contre les dyscrasies elles-mêmes, que contre leurs effets consécutifs, surtout s'il en est resté une prostration des forces de la vie végétative et des paralysies.

3. *Anomalies chroniques de la circulation du sang.*

Le trouble de la circulation du sang se présente dans presque toutes les maladies. On ne peut en faire l'objet d'un traitement médical qu'autant qu'il constitue la cause médiate ou immédiate d'un état pathologique, ou bien s'il a acquis une certaine importance comme symptôme secondaire ou concomitant. Dans ces cas là seulement il est permis au médecin d'attendre de la cessation de ce trouble des résultats favorables pour la maladie elle-même.

Le trouble de la circulation consiste dans l'accélération ou dans l'abaissement du mouvement circulatoire. Ce dernier engendre la stase sanguine qui provient soit de l'affluence plus faible, soit de la constitution même du sang, soit du défaut d'énergie des vaisseaux afférents du cœur, soit enfin d'une pression mécanique. L'eau de Wiesbaden, avec ses effets excitants, ne peut convenir que dans le cas d'abaissement de la circulation; elle est surtout indiquée lorsque la stase repose sur une crase albumineuse, et que la prédominance de l'albumine engendre dans le sang une viscosité qui favorise l'agglutination des globules sanguins. Elle l'est encore dans l'atonie des parois vasculaires, dans le défaut d'innervation des vaisseaux afférents, et enfin dans le cas où il existe des obstacles mécaniques provenant d'une alimentation immodérée.

Les espèces les plus importantes de cette catégorie sont les suivantes:

a) Pléthore abdominale. La pléthore veineuse des organes du bas-ventre a sa cause dans la constitution albumineuse du sang, dans la congestion des veines abdominales due à une assimilation trop considérable, et favorisée par le défaut de valvules, dans l'atonie des parois vasculaires et dans l'engorgement des organes du bas-ventre. Elle est le point de départ des affections chroniques les plus graves, et se présente tantôt avec un caractère éréthique, tantôt avec un caractère torpide. Dans cette maladie, nos thermes agissent directement sur la cause immédiate du mal, d'une part en liquéfiant l'albumine, de l'autre en excitant les parois vasculaires et en opérant la résolution des engorgements. Ils produisent aussi des effets indirects, en agissant comme un dérivatif, en vertu de leurs propriétés excitantes pour la sécrétion cutanée.

b) Hyperémie capillaire chronique des tissus et des organes. Les vaisseaux capillaires étant de tous les vaisseaux sanguins les plus petits et les plus ténus, et se trouvant les plus éloignés des battements du cœur, on comprend aisément qu'il s'y forme plus facilement qu'ailleurs des stases et des engorgements de sang. Lorsque ces accidents se prolongent en affectant constamment la même partie du corps, ils engendrent des modifications pathologiques très-importantes qui se manifestent de préférence par une nutrition ou par une sécrétion anormale. Ces hyperémies reposent sur des causes très-dissemblables, et le traitement en doit varier suivant la nature de ces causes. Il suffit de se rappeler ce que nous avons dit plus haut pour savoir dans quels cas l'eau de Wiesbaden est indiquée. Ajoutons seulement qu'elle est aussi très-efficace contre les hyperémies

capillaires dérivant d'un état inflammatoire chronique, et contre
celles où l'irritation locale est entretenue par la présence d'un
principe particulier. Dans le traitement des hyperémies qui affectent les organes internes, ce sont non-seulement les effets
généraux de l'eau thermale agissant par résorption qui viennent
en considération, mais encore leurs effets locaux et dérivatifs
sur le canal intestinal et sur la peau.

4. *Anomalies chroniques provenant d'exsudation et d'extravasion.*

Les liquides servant à la nutrition des tissus et des organes
sont fournis par le sang, et transsudent à travers les parois des
vaisseaux capillaires les plus ténus. Quand ce travail capillaire
est activé d'une manière anormale, il se forme un engorgement
de liquides qui engendre un état pathologique se manifestant
par de l'enflure, de la pression, de la douleur, des désordres
dans les fonctions des organes. La cause la plus commune de
l'exsudation anormale est due à l'espèce d'hyperémie dont nous
venons de parler. Rarement elle provient d'une altération des
mélanges du sang. Mais dans ce cas l'exsudation est générale et
s'étend à tout l'organisme. Les produits de l'exsudation sont
de deux espèces : tantôt ils contiennent de la fibrine (*hydrops
fibrinosus*), tantôt ils sont dépourvus de cette substance (*hydrops
serosus*). Les premiers sont propres à donner lieu à des formations ultérieures, et proviennent principalement des artères ;
les seconds n'ont aucune propriété plastique, et sont fournis
par les vaisseaux veineux.

L'eau thermale de Wiesbaden n'a point d'influence sur l'acte
même, mais seulement sur les causes de l'exsudation, en tant
que l'hyperémie repose sur un des fondements que nous venons
de mentionner. Par contre, elle agit sur les produits de l'exsudation devenus impropres à la formation organique, en excitant
puissamment les vaisseaux résorbants, soit directement, soit indirectement, d'une manière révulsoire, par la peau, par le canal
intestinal et par les reins. Elle est contre-indiquée dans les affec-

tions hypersthéniques, mais elle trouve cependant son application dans les cas de cette nature lorsque l'affection vient à cesser en laissant dans l'organisme les produits pathologiques.

L'extravasion a lieu quand le sang rompt les vaisseaux. C'est une maladie dont les symptômes ressemblent à ceux de l'exsudation, sauf qu'ils se manifestent subitement. Elle est due à une affluence soudaine et anormale du sang, et à des obstacles qui s'opposent au reflux de ce liquide. Nos eaux ne sont indiquées ici qu'après que les causes de l'extravasion ont disparu ; elles agissent alors comme dans l'exsudation.

5. *Anomalies chroniques de la nutrition.*

Nous comprenons sous cette division des états pathologiques qui se manifestent d'ordinaire par des modifications quantitatives et qualitatives de la substance. La nutrition normale est celle qui fournit à l'organisme l'équivalent des matériaux enlevés par la métamorphose. Quand les organes et les tissus reçoivent plus de substance qu'ils n'en perdent, ils augmentent de volume; il y a croissance. Si les limites de l'état normal sont dépassées, la croissance dégénère en hypertrophie. Dans le cas contraire, lorsque la réparation est inférieure à la perte, il survient de l'amaigrissement, et, à un degré plus élevé, de l'atrophie. L'hétérotrophie a lieu lorsque la nutrition est altérée de telle manière que les produits en diffèrent de ceux de l'état normal par leur constitution chimique et anatomique. Les anomalies qualitatives se manifestent rarement sans qu'il y ait également des modifications dans la quantité ; l'hétérotrophie se complique donc tantôt d'hypertrophie, tantôt d'atrophie.

a) Hypertrophie. La nutrition hypertrophique, de même que la nutrition normale, tire ses matériaux du sang. Le suc nutritif (plasma) fourni par le sang, et qui est exsudé par les parois des vaisseaux capillaires, présente partout la même constitution chimique, mais il entre avec les divers organes dans des rapports chimiques et dynamiques particuliers, de manière que c'est tantôt l'un, tantôt l'autre de ses éléments constitutifs qui est attiré pour servir à la nutrition. Parmi ces éléments, la fibrine tient le premier rang; sans elle le suc nutritif est impropre à produire des formations nouvelles ; en se précipitant, elle donne naissance aux cellules qui se fixent ensuite sur le parenchyme qu'elles rencontrent.

L'hypertrophie résulte de deux causes : de l'assimilation d'une quantité de matériaux trop considérable, ou d'une élimination insuffisante. La première provient de l'exsudation exagérée du suc nutritif, due à des influences qui engendrent de l'hyperémie dans la partie malade. Le plus souvent l'attraction du sang est déterminée par une irritation locale qui peut être d'une nature inflammatoire, mais qui peut aussi provenir soit de l'activité exagérée des fonctions de l'organisme, soit d'une action purement mécanique. Dans certains cas, cependant, c'est la suppression ou la cessation des sécrétions habituelles qui donne lieu à l'hyperémie et à l'hypertrophie ; c'est ainsi que la tuméfaction de l'utérus est souvent une suite de la cessation des menstrues.

L'amoindrissement de l'élimination provient de l'atonie des vaisseaux résorbants. Un grand nombre de pathologistes la considèrent comme la cause la plus fréquente de l'hypertrophie.

L'hypertrophie ouvre un vaste champ à l'emploi de nos thermes. En modifiant la constitution chimique du sang, l'eau thermale dissout et liquéfie le parenchyme des organes ; elle dissipe l'hyperémie et agit d'une manière excitante sur les vaisseaux résorbants, soit directement, soit indirectement, en stimulant les sécrétions du canal intestinal, des reins et de la peau. Mais elle doit être appliquée avec de grandes précautions, et généralement après l'emploi d'autres moyens, tant que dure l'irritation inflammatoire et que l'innervation est élevée à un degré anormal.

b) Atrophie. L'atrophie se présente rarement sans être accompagnée de modifications anatomiques et chimiques du parenchyme. Elle se manifeste dans les cas où l'affluence du sang et l'action du système nerveux sont restreintes par des causes mécaniques, par exemple à la suite de lésions, de fractures , de plaies. Nos eaux prises en bains, en douches et en bains de vapeur sont ici, par leur action excitante, d'une efficacité de premier ordre.

c) Hétérotrophie. L'altération qualitative de la nutrition donne lieu à des formations étrangères à la partie affectée, quelquefois même étrangères à l'organisme. Elles sont tantôt organiques, tantôt inorganiques.

Ces dernières se développent le plus souvent d'après les lois du chimisme, et naissent spontanément des modifications du *plasma*, sans que l'action nerveuse de la partie affectée y ait la moindre part. Elles procèdent, en général, d'après les mêmes lois que celles qui président à la nutrition normale, et sont engendrées comme les cellules. Dans le *blastème*, c'est-à-dire dans le suc nutritif doué de force plastique, naissent un ou plusieurs petits grains (*nucleoli*) autour desquels se forme le noyau cellulaire (*cytoblastème*). Celui-ci s'entoure d'une membrane qui d'abord l'embrasse étroitement, mais qui plus tard s'accroît et s'éloigne du noyau en donnant naissance à la cavité cellulaire , et la cellule est terminée. Les différentes formations pathologiques présentent dans leur développement des variations multiples. L'hétérotrophie provient de deux causes principales: d'une modification du plasma, ou d'une modification de l'action nerveuse. Ces modifications agissent tantôt ensemble , tantôt séparément.

Le traitement de l'hétérotrophie n'offre en général que peu de chances de succès, et nos thermes ne donnent pas souvent des résultats favorables dans cette espèce. Leur efficacité consiste ici dans la dissolution et dans la liquéfaction des composés protéiques, dans la modification des mélanges du sang , dans l'excitation de la résorption et de la sécrétion. Cependant l'eau de Wiesbaden est employée avec succès lorsque l'hétérotrophie est due à une cause mécanique, comme dans les cicatrices et les formations du cal, ou bien quand elle provient de matières

excrétoires restées dans le sang, comme c'est le cas pour les
renflements articulaires de la goutte et les tumeurs rhumatismales. On peut encore obtenir la guérison de l'hétérotrophie
naissante, ou du moins espérer d'en arrêter les progrès, quand
dans sa formation elle se rapproche de celle du parenchyme
de la partie affectée, ou bien quand elle n'est pas trop isolée
des parties contiguës, lorsqu'elle n'est que faiblement organisée,
qu'elle n'est pas accompagnée d'états inflammatoires, et que
l'on peut aisément l'atteindre par des topiques.

6. *Anomalies chroniques de la résorption.*

Dans l'état normal, la résorption consiste dans l'absorption
des matières qui ont servi au corps et sont devenues inutiles
à l'organisme. Elle se fait par les vaisseaux lymphatiques et
par les veines, et procède d'après les lois physiques de l'imbibition et en vertu de l'activité organique. L'imbibition anormale
présuppose nécessairement une altération de la matière même;
quant à l'activité organique, elle est déterminée et modifiée
par l'action du système nerveux. La résorption est troublée par
l'une ou l'autre de ces causes. Il peut y avoir élévation ou abaissement de l'activité résorbante, et l'on peut également admettre que l'une et l'autre correspondent à une modification de
certains éléments de la matière excrétoire. L'abaissement de
la résorption engendre dans les tissus une agglomération de
substances solides ou liquides; au premier cas, elle donne naissance à *l'œdème*, au second, à *l'hydropisie*. L'eau thermale est indiquée lorsque la cause de l'abaissement repose sur une métamorphose imparfaite ou difficile du parenchyme, ou sur l'atonie
des vaisseaux résorbants. Elle agit dans l'espèce, soit directement, par sa propriété excitante, soit indirectement, en favorisant l'échange moléculaire, la liquéfaction du parenchyme et
les fonctions sécrétoires.

7. *Anomalies chroniques de la sécrétion.*

Les sécrétions ont, en physiologie, une double importance :

elles sont destinées ou bien à éliminer du corps et du sang les matières devenues inutiles, ou à dégager les substances qui servent à provoquer d'autres actes physiologiques. Toute sécrétion présuppose trois conditions: premièrement, la présence du sang dans les vaisseaux capillaires ; secondement, un tissu qui laisse passer les matières exsudées par le sang, et qui, en vertu d'une influence nerveuse particulière, donne naissance à un produit sécrétoire ; troisièmement, une peau ou membrane sur laquelle ce produit paraît au dehors.

L'anomalie de la sécrétion se rapporte à l'une ou à l'autre de ces conditions, soit à plusieurs d'entre elles, soit à toutes les trois ensemble. Elle se manifeste constamment par une modification du produit sécrétoire. Tous les produits sécrétoires du corps humain sont soumis à des variations quantitatives et qualitatives provoquées soit par des différences de régime alimentaire ou par d'autres influences extérieures, soit par des inégalités dans l'activité de l'économie animale. La sécrétion anormale n'a le caractère morbide qu'autant qu'elle est connexe avec d'autres symptômes pathologiques dont elle est la cause ou la conséquence. L'anomalie des sécrétions consiste en partie dans la modification quantitative, en partie dans l'altération qualitative du produit sécrétoire. Nous avons parlé plus haut des anomalies chroniques de la sécrétion qui sont la conséquence de toutes les dyscrasies du sang, et nous laissons de côté les anomalies chroniques qui reposent sur l'altération des organes sécrétoires et de leurs membranes, par la raison que nous en avons déjà mentionné quelques-unes et que nous aurons occasion de revenir plus tard sur les autres. Nous nous proposons pour le présent de passer en revue les anomalies chroniques qui constituent par elles-mêmes un état pathologique, ou qui sont la cause principale d'un état de cette nature.

Dans la partie physiologique de mon ouvrage, nous avons vu quels sont les rapports qui s'établissent entre les thermes de Wiesbaden et la plupart des sécrétions; or, l'application directe ou indirecte de l'eau thermale dans les maladies sécrétoires est basée sur la connaissance que nous avons de ces rapports. Nous avons recours à l'application directe, lorsque l'anomalie chronique a pour cause la torpeur des nerfs et le relâchement des membranes sécrétoires. Dans ces cas, on remarque d'ordinaire une diminution, mais quelquefois aussi une augmentation anormale des produits de la sécrétion. L'emploi indirect a pour but de ramener à l'état normal l'activité morbide d'une sécrétion en provoquant l'antagonisme ou la révulsion, et en stimulant l'activité d'une autre sécrétion.

Voici les états pathologiques qui peuvent être rangés sous cette division :

a) L'augmentation morbide de la sécrétion de la membrane séreuse des cavités thoracique et abdominale. Elle cause l'*hydrops*, et se trouve souvent en rapport de causalité avec la suppression ou la diminution d'autres sécrétions. L'eau thermale agit dans cette espèce, lorsqu'elle est administrée en bains, en bains de vapeur surtout, en excitant puissamment les fonctions cutanées et en stimulant la sécrétion urinaire.

b) Anomalies chroniques de la sécrétion du mucus. La torpeur de la muqueuse diminue la sécrétion. Mais comme le mucus est, dans ce cas, épais et tenace, l'évacuation ne s'en fait qu'imparfaitement ; il s'amasse, et donne lieu à l'état pituiteux dont il a été question plus haut. L'action directe de l'eau thermale, qui excite l'organe affecté et liquéfie le mucus, y est très-efficace. Il existe encore un autre état pathologique qui doit être rangé sous cette division, c'est la sécrétion anormale du mucus causée par une irritation locale. Elle se manifeste soit dans le canal intestinal, et dans ce cas on a recours à l'effet indirect des eaux pour provoquer l'excitation de la peau, soit dans la muqueuse des poumons où elle est entretenue fréquemment par une cause spécifique, comme la goutte, les hémorrhoïdes ; dans ce second cas, l'action directe de l'eau thermale, qui stimule les fonctions sécrétoires de la peau, des reins et du canal intestinal, est d'une grande efficacité et n'a pas encore été suffisamment appréciée. L'action directe convient également pour les flueurs blanches lorsqu'elles proviennent d'un état torpide ; lorsqu'au contraire elles sont entretenues par une irritation spécifique, il faut recourir à l'effet indirect.

Quand la sécrétion du mucus provient d'une irritation anormale de l'appareil urino-génital, nos eaux sont contre-indiquées, parce que l'on ne saurait en éviter l'action directe excitante.

c) Anomalies chroniques de la sécrétion urinaire. En physiologie, l'urine est le véhicule destiné à éliminer du sang les substances azotées qui s'y trouvent en excès, ou qui ont déjà servi à la métamorphose. Elle varie beaucoup dans sa composition normale, car elle est immédiatement modifiée par toute espèce d'influence intérieure ou extérieure. Les maladies provoquent très-promptement des modifications dans les urines, et l'on a essayé de déterminer ces modifications scientifiquement, avec le secours de la chimie analytique. Malheureusement les belles espérances qu'on en avait conçues n'ont été réalisées qu'en partie, à cause de la trop grande variabilité de la matière soumise à l'analyse. De même que chaque maladie a pour effet immédiat l'altération des urines, de même aussi tout dérangement dans la sécrétion urinaire réfléchit contre l'organisme en y exerçant une action morbifique, surtout quand la sécrétion se trouve abaissée à la suite de la maladie, et que par là certains principes nuisibles sont retenus dans le corps. La goutte nous fournit un exemple de toutes les maladies graves qui sont engendrées par l'inactivité prolongée de la sécrétion urinaire. Nos eaux sont d'une grande utilité lorsque l'abaissement de cette sécrétion provient d'un état de faiblesse torpide et quand il y a une diminution des substances azotées, ainsi que l'ont prouvé les analyses des effets physiologiques.

d) Anomalies chroniques de la sécrétion biliaire. Si l'urine est le véhicule des principes azotés, la bile est celui des excrétions carbonées. L'indolence et l'atonie des fonctions en général entraînent d'ordinaire la diminution de la sécrétion; par là des principes bilieux restent dans le sang, engendrent l'ictère, et ont pour conséquence le trouble de la digestion et de la nutrition. Nos eaux sont efficaces dans ces espèces, en excitant l'activité des fonctions et en augmentant les sécrétions.

e) *Anomalies chroniques de la sécrétion salivaire.* A la suite d'une irritation anormale et prolongée, il se déclare souvent un flux salivaire chronique sécrété par le pancréas et par les glandes qui se déversent dans la cavité buccale. Notre eau thermale combat cette irritation, et agit en outre indirectement, en provoquant d'autres sécrétions qui influent sur la salivation par antagonisme.

f) *Anomalies chroniques de la sécrétion cutanée.* La sécrétion constante de la peau est une des conditions de la vie; tout désordre survenu dans cette importante fonction a pour la santé des conséquences très-graves. Jusqu'à présent la chimie organique ne nous a fourni qu'un petit nombre de données sur les modifications de la sueur. Nous ne connaissons que des changements quantitatifs dans la sécrétion cutanée; quand celle-ci est exagérée, l'eau thermale convient en bains froids et en boisson, à raison de son action excitante sur le canal intestinal et sur les reins; si au contraire la sécrétion est trop faible, les eaux doivent être prises chaudes, en bains comme en boisson.

g) *Anomalies chroniques du flux menstruel.* Le dérangement des règles accompagne presque toutes les maladies chroniques, dont il est tantôt la cause, tantôt la conséquence. Dans l'un et l'autre cas il importe de le faire cesser. L'eau de Wiesbaden est indiquée lorsque le flux est trop rare ou trop faible, et quand le dérangement provient plutôt d'un état d'inertie que d'une asthénie véritable. Elle convient soit en boisson, soit en bains chauds, surtout en bains de siége.

8. *Anomalies chroniques des excrétions.*

Nous avons à nous occuper ici de l'état pathologique dans lequel l'excrétion présente un caractère d'inertie, ou procède

d'une manière incomplète. Les anomalies de ce genre ont
pour cause le défaut de contraction des fibres musculaires,
l'altération chimique et physique de la matière excrétoire, ou
la présence de corps étrangers. Elles se divisent de la manière
suivante :

a) Anomalies chroniques de l'excrétion intestinale. Ici se présente en premier lieu la constipation habituelle déterminée par
l'atonie des parties profondes du canal. Nos thermes administrés à la dose purgative et en forme de lavements donnent dans
cette affection d'excellents résultats. En second lieu, nous trouvons *l'infarctus* du canal. Autrefois, on attribuait à cette maladie
une importance exagérée; de nos jours, on en a fait trop peu
de cas. La pratique médicale des eaux dissolvantes et purgatives nous a fait voir par de nombreux exemples comment la
formation de *l'infarctus* engendre le dérangement chronique de
la digestion, l'engorgement du bas-ventre, l'hypocondrie, etc.
Parmi les corps étrangers qui constituent cette maladie , nous
citerons les calculs intestinaux dont l'origine est due à des aliments indigestes, à des concrétions hépatiques et à d'autres
causes encore. J'en ai observé chez des Anglais, à la suite de
l'usage immodéré de la magnésie. Nos eaux ont la propriété de
dissoudre ces corps, et en favorisent l'expulsion en multipliant
les mouvements péristaltiques.

b) Anomalies chroniques de l'excrétion urinaire. La diminution de l'excrétion urinaire peut être la suite de l'atonie des
fibres musculaires, ce qui est souvent le cas chez les personnes
âgées. L'eau thermale prise en boisson, ou bien appliquée en
douches sur les reins, produit de bons effets dans cette affection. Il est un autre état pathologique très-important qui doit
ici trouver sa place : c'est la formation de gravelle et de calculs
dans les reins, dans l'urètre et dans la vessie. La question de
savoir si l'eau thermale peut dissoudre ces formations a été
vivement controversée. L'on doit pencher pour la négative,
puisque l'on n'est pas encore parvenu à dissoudre les calculs
par le moyen des eaux, en dehors de l'organisme. Nous re-

nonçons par conséquent pour nos thermes à cette vertu là, d'autant plus que la pratique n'a pas un seul exemple à citer en sa faveur. Par contre, ils sont propres à combattre la formation et le développement des calculs, et, pris en bains, ils en favorisent l'excrétion. Ils sont surtout très-efficaces contre la formation des concrétions uratées. La chimie a démontré que l'acide urique se trouve unie dans les urines à l'ammoniac, et qu'il y est maintenu à l'état liquide par les sels. Il s'ensuit que la proportion des principes salins se trouvant augmentée, l'acide urique en excédant conserve sa liquidité et est éliminé. La gravelle qui part fréquemment chez nos malades, dans les commencements de la cure, nous fait voir de quelle façon l'excrétion en est favorisée par nos eaux.

c) Anomalies chroniques de l'excrétion biliaire. Cette excrétion est diminuée par suite de l'épaississement de la bile même, d'un engorgement de mucosités, de l'atonie des conduits biliaires ou bien par suite de la formation des calculs hépatiques. Les progrès de la chimie analytique ne nous ont pas permis jusqu'à ce jour de constater l'action directe de l'eau thermale sur les calculs hépathiques ; mais il est hors de doute que par son action stimulante sur les conduits de la bile l'élimination en reçoit une impulsion favorable.

9. *Exanthèmes chroniques.*

Nous rattachons cette espèce à la précédente, parce que les exanthèmes dont il est question ici sont le résultat d'une anomalie de la sécrétion cutanée ; effectivement, la matière sécrétoire devant traverser la peau y cause parfois, lorsqu'elle contient des principes morbifiques, une violente irritation, et donne naissance à différentes formes d'éruptions. Ces accidents sont souvent en connexion avec le trouble d'autres sécrétions, par exemple avec celles du canal intestinal, de la vessie, des reins, de la bile et des menstrues. Dans d'autres cas, les exanthèmes sont engendrés par des maladies dyscrasiques, comme la goutte, le rhumatisme, les hémorrhoïdes, la syphilis, l'hydrar-

gyrose, etc., et se trouvent fréquemment dans une réciprocité
d'action avec l'état morbide d'un organe interne. Quand l'exanthème chronique persiste trop longtemps, il trouble la sécrétion cutanée et agit d'une manière pernicieuse sur tout l'organisme; puis, la cause et l'effet s'influençant réciproquement,
il s'ensuit un état cachectique qui aboutit volontiers à l'hydropisie. L'efficacité que nos eaux déploient dans les affections de
ce genre est due à leur action sur les anomalies des sécrétions
et des mélanges du sang. Ordinairement, dans les commencements de la cure, l'éruption acquiert un développement plus
considérable à la suite des effets excitants des bains. Le mal ne
cède à l'action directe des eaux qu'autant que l'exanthème a
duré quelque temps et qu'il a pris un caractère atonique.

10. *Anomalies chroniques provenant d'une solution de continuité.*

Dans ces espèces nos eaux sont également très-salutaires.

Nous mentionnerons d'abord les ulcères, qui, de même que
les exanthèmes chroniques, sont en relation habituelle avec le
trouble d'une autre fonction, ou bien avec un mal organique.
Ils affectent indifféremment la peau, les glandes, le tissu cellulaire, les cartilages et les os, et cèdent à l'action de nos
thermes d'autant plus volontiers qu'ils présentent davantage le
caractère atonique. Nous citerons, en second lieu, les adhé-
rences anormales de certaines parties à la suite de blessures
provenant d'armes à feu ou d'instruments tranchants, d'opérations chirurgicales, de fractures, etc. Elles se manifestent sous
forme de cicatrices, d'atrésie, de callosités, et empêchent de
mille manières le libre usage des membres.

11. *Anomalies chroniques du système nerveux.*

Les anomalies chroniques du système nerveux consistent dans
l'irritabilité anormale d'une étendue de nerfs plus ou moins
considérable. Elles se divisent en deux classes, suivant que
l'affection porte sur les nerfs centripètes ou sur les nerfs cen-
trifuges.

a) Névroses de la sensibilité. Dans ces espèces, la sensibilité nerveuse est tantôt exagérée, tantôt abaissée. Parmi les hyperesthésies se présentent, en premier lieu, celles des nerfs de la peau, pour lesquelles l'eau de Wiesbaden est très-efficace, surtout lorsqu'elles proviennent de l'une des dyscrasies mentionnées plus haut. Nous citerons spécialement la *nevralgia nervi quinti, ischiadica et cruralis*. Parmi les hyperesthésies de l'appareil central nous désignerons spécialement la névralgie rhumatismale de la moelle épinière, celle du testicule, et l'hypocondrie lorsqu'elle alterne avec la goutte, les hémorrhoïdes et les exanthèmes chroniques. — Au nombre des anesthésies se présente l'amaurose, pour laquelle le traitement de nos eaux est indiqué lorsqu'elle dérive du rhumatisme, de la goutte, de la syphilis, ou de la pléthore abdominale.

b) Névroses de la motilité. Ce sont des états pathologiques qui consistent dans l'amoindrissement de l'irritabilité des nerfs moteurs, et que l'on désigne sous le nom de *paralysies*. Nos thermes sont généralement indiqués lorsque les paralysies n'ont point pour cause la destruction organique de la substance nerveuse même, et lorsqu'elles dérivent de l'une des dyscrasies précitées, que ce soit par suite d'une exsudation ou d'un extravasion dans le névrilème, ou bien par suite d'une formation anormale dans les tissus adjacents, enfin, dans. le cas où les paralysies sont produites par un effet réflexe. Ils agissent par résorption, par l'influence excitante et vivifiante de la chaleur, par l'irritation réflexe qu'elles provoquent dans les organes et dans les nerfs de la périphérie, et en réveillant l'irritabilité musculaire.

Aux anomalies du système nerveux nous rattacherons encore *l'impuissance* et *la stérilité*. On obtient parfois, avec les eaux de Wiesbaden, de bons résultats quand la stérilité provient de l'état torpide des nerfs de l'appareil génital, de l'hyperémie ou d'un engorgement muqueux de l'utérus. Elles sont efficaces dans l'impuissance lorsqu'elle est la suite de plaisirs excessifs, de maladies syphilitiques ou d'autres affections chroniques.

Les contre-indications se déduisent aisément de ce qui précède. Nous dirons seulement, en peu de mots, que nos eaux sont contre-indiquées dans toutes les maladies qui présentent un caractère sthénique, dans les états fiévreux, les inflammations aiguës, la suppuration d'un organe interne et dans les cas où l'asthénie directe est très-prononcée. Elles sont également contre-indiquées, ou du moins l'usage ne doit en être ordonné qu'avec précaution, quand le patient a les systèmes nerveux et vasculaire excitables, quand il est sujet à des congestions vers la tête et la poitrine, ou bien à des hémorrhagies de la matrice, enfin, lorsqu'il est atteint d'un vice organique du cœur, ou affecté d'une grande irritabilié du canal intestinal et de la peau.

Chapitre VII.

DU TRAITEMENT.

Nous avons exposé les effets de l'eau thermale sur l'organisme, et énuméré d'une manière générale les états pathologiques dans lesquels elle est indiquée. Il nous reste à faire connaître quel est le mode d'application des eaux pour obtenir la cure d'une maladie donnée.

Il n'est pas de médicament dont les effets sur l'organisme dépendent plus du mode de l'application que les eaux minérales, surtout les eaux thermales. L'eau de Wiesbaden est, comme nous le sayons, une substance médicale très-compliquée ; l'action des principes minéralisateurs qui y sont contenus et des propriétés physiques qui la caractérisent s'élève ou s'abaisse, et peut même cesser sous l'empire de certaines influences extérieures, en donnant lieu par là aux effets les plus divergents. En variant le mode de l'application sous le rapport qualitatif, on arrive à des résultats différents, et l'on en obtient également de dissemblables suivant que l'on a recours à leur emploi interne ou externe. Des balnéologues qui sont allés au fond de la question ont pensé, non sans raison, que l'efficacité des eaux

minérales dépend en grande partie du mode de l'application.
Hertz nous dit : « Ce n'est pas une supposition inconsidérée
que celle qui consiste à attribuer les cures merveilleuses des
sources minérales plutôt à l'opportunité de leur application
qu'aux effets de forces mystérieuses inconnues. » C'est au médecin des eaux à déterminer le mode du traitement et à tracer
le plan de la cure. C'est à son jugement éclairé par l'expérience qu'il appartient d'étudier la maladie dans son individualité tout entière, et de diriger contre elle les propriétés thermales dans leur forme la plus convenable. Si l'application de
l'eau thermale doit être modifiée suivant chaque cas de maladie, suivant les circonstances individuelles, il y a cependant
des principes généraux, des normes, auxquels il faut se con-
former pour obtenir un effet déterminé; il existe des méthodes
qui doivent être suivies pendant un certain temps, si l'on veut
atteindre les résultats décrits plus haut. Ces méthodes n'ont de
valeur qu'autant qu'elles répondent aux propriétés de la source,
et que l'efficacité en a été constatée par l'expérience. L'emploi
de chaque source présente donc des particularités qui ont nécessité des arrangements différents. Nous allons faire connaître
les modes de traitement des eaux de Wiesbaden auxquels on
est arrivé en se basant sur les effets physiologiques, et qui
ont été confirmés par l'expérience d'autrui et par la nôtre.

1. *Traitement interne.*

a) Traitement digestif. Lorsque l'on se propose d'agir sur la
digestion, de dissoudre le mucus, de stimuler l'appétit, d'exciter et d'élever l'activité de l'estomac, afin d'améliorer par là
la nutrition et de fortifier l'organisme en général, on fait
prendre l'eau fraîche ou tiède, par gorgées, à la dose d'un
quart de litre à un demi-litre, dans l'espace d'une demi-heure
à une heure. Les effets doivent en être secondés par un exercice modéré et par une alimentation légère et fortifiante. Si le
temps est doux, l'eau doit être bue plus froide, et plus tiède,
au contraire, par un temps frais.

b) Traitement dissolvant. S'agit-il de faire parvenir une quantité plus considérable d'eau thermale de l'estomac dans le sang, afin d'y provoquer des modifications matérielles et d'influencer la nutrition, la résorption, les sécrétions et les excrétions, on administre l'eau à la dose d'un demi-litre à un litre, tiède, dans l'espace d'une demi-heure à une heure et demie. Cette méthode curative est la plus usuelle et la mieux appropriée à nos thermes. On la modifie, suivant que l'on se propose de stimuler davantage telle ou telle sécrétion, tant sous le rapport du mode d'après lequel l'eau est administrée que sous celui des moyens accessoires auxquels on a recours.

Veut-on exciter la diaphorèse, on fait prendre les eaux à une température plus élevée, et l'on ordonne, selon le complexe individuel, beaucoup de mouvement, le séjour dans des lieux bien chauffés, des vêtements chauds, ou la chaleur du lit. Veut-on favoriser la sécrétion urinaire, on prescrit l'eau plus fraîche, à prendre à de petits intervalles, et un mouvement modéré, afin d'éviter la transpiration. Dans certains cas on peut employer l'eau du Faulbrunnen en l'administrant à double dose pour obtenir les mêmes effets que ceux produits par l'eau thermale. Dans le courant de l'été si chaud de 1852, j'en ai fait fréquemment un bon usage. Si l'indication exige que les selles soient stimulées, on prescrit les eaux froides, à forte dose, en les faisant boire un peu rapidement vers la fin. Ce qui importe le plus dans le traitement dissolvant, c'est d'obtenir une résorption considérable, et d'éviter par conséquent de provoquer des selles trop abondantes qui donneraient aux eaux une fausse direction, ainsi que nous l'avons vu au chapitre des effets physiologiques. Afin d'écarter l'action laxative, on commence la cure à petite dose, pour sonder les dispositions individuelles du malade. Les préparatifs du traitement et la réussite de la cure présentent donc des difficultés qui réclament l'intervention du médecin et rendent nécessaire la complète soumission du client. On ne parvient pas dans chaque cas individuel à stimuler la sécrétion indiquée dans le plan du traitement, et, dans le courant de la cure, il suffit parfois d'une circonstance insignifiante pour qu'il survienne des variations, des écarts qu'il n'est plus possible de redresser. Quelquefois aussi la nature choisit pour l'élimination de la matière morbifique une voie qui n'est pas habituelle. C'est alors au médecin de mettre à profit cette indication, et de diriger dans le même sens les ressources de l'art.

Ce traitement est indiqué dans toutes les dyscrasies chroniques et dans les anomalies de la nutrition, de la résorption et de la sécrétion.

c) Traitement purgatif. Il consiste à provoquer deux à quatre selles par jour. A cet effet on fait boire les eaux à la dose d'un à deux litres, et même davantage, fraîches, dans l'espace d'une heure. En augmentant ou en diminuant la dose, en élevant ou en abaissant la température, en faisant boire plus ou moins rapidement, on obtient des modifications qui permettent d'approprier ce traitement à chaque individualité. Pour refroidir l'eau thermale, on suit différentes méthodes : On la fait refroidir dans le verre, ce qui prend du temps et fait perdre l'avantage qu'il peut y avoir à boire rapidement; ou bien on la met en cruchons la veille en ayant soin de la boucher hermétiquement. La seconde méthode est sous tous les rapports la meilleure, non-seulement dans le traitement purgatif, mais encore dans les autres traitements lorsqu'il s'agit d'abaisser l'eau à la température voulue. Les belles expériences de Frésénius nous ont fait voir combien sont minimes les précipités qui se forment dans l'eau que l'on fait refroidir après l'avoir soustraite à l'action de l'air. Au bout de trois semaines ces précipités ne s'élevaient qu'à 0^{gr},00154, et consistaient en carbonate de chaux, en magnésie et en protoxide de fer. Ce déchet insignifiant n'est même pas perdu, car lorsqu'on vide les cruchons, il se mêle avec l'eau et tombe dans le verre du buveur. Naguère cependant, un médecin, qui porte le titre de médecin des bains, a déconseillé ce procédé par la raison qu'il pourrait y avoir de la crasse dans les cruchons. Il eût été, ce nous semble, plus

honorable que dans sa position il se fût appliqué à rendre cette
crainte illusoire, plutôt que de chercher à dégoûter le public
d'une méthode tout à fait recommandable, et que la température élevée de nos sources rend nécessaire. On fait bien, si l'on
veut seconder les effets purgatifs, d'éviter la transpiration, de
se tenir tranquille ou de ne prendre que peu d'exercice, et
d'observer une diète modérée. C'est une grande imprudence
de la part de certains malades qui se traitent sans assistance
de médecin, de manger en grande quantité des aliments propres
à stimuler les selles, tels que de la salade, du fruit; cette imprudence peut avoir pour conséquence des vomissements, des
coliques et même des symptômes de dysentérie.

Le traitement purgatif, dont nous exposerons au chapitre
suivant les remèdes auxiliaires, est d'un fréquent usage dans
les cas de constipation chronique, d'accumulation de matières
morbides dans le canal intestinal même, et dans ceux où l'on se
propose d'obtenir des effets révulsoires, des irritations réflexes,
ou de faire refluer le sang vers la cavité pelvienne. Ces trois
sortes de traitement que, pour plus de clarté, nous venons
d'indiquer isolément, sont, en pratique, fréquemment modifiées
et combinées entre elles. C'est ainsi que l'on fait souvent précéder la cure purgative ou la cure dissolvante d'un traitement
digestif, afin de rectifier au préalable les fonctions de la digestion. Dans d'autres cas, on a recours aux effets dissolvants
d'abord, et on les fait suivre du traitement purgatif. Péez, le
meilleur connaisseur de nos eaux, recommande spécialement
cette méthode dans les affections du bas-ventre. Dans d'autres
cas encore, le traitement dissolvant est continué pendant toute
la cure, sauf qu'à certains intervalles on administre une dose
purgative pour stimuler davantage le canal intestinal. Ce mode
m'a donné de bons résultats dans des cas d'engorgement invétéré, d'hypertrophie et de dépôts, dans des cures de longue
haleine. Quelquefois enfin deux traitements sont combinés de
telle façon qu'on les applique concurremment, à différentes
heures de la journée, par exemple, le matin, le traitement
purgatif, et le traitement dissolvant, l'après-midi.

Les baigneurs boivent l'eau à jeun, de six à neuf heures du matin, en plein air, et en se livrant à un exercice convenable. Ce n'est qu'exceptionnellement, en cas de faiblesse ou de dérangement d'estomac, que l'on peut permettre au préalable un déjeuner fort léger. A certains malades, surtout si l'on veut activer la transpiration, on fait boire l'eau dans le lit.

Quand les bains sont ordonnés en même temps que l'usage interne, le traitement digestif ou purgatif doit précéder le bain d'une heure ou deux. Mais le traitement dissolvant peut être administré simultanément, en sorte que l'eau est bue immédiatement avant ou après, et même pendant le bain.

Si l'eau doit être prise deux fois par jour, on la boit la seconde fois de onze heures à midi, quelquefois aussi de cinq à six heures de l'après-midi, mais par exception seulement, parce que la cure du soir peut déranger la digestion et causer de l'agitation pendant la nuit. L'eau doit dans ce cas être administrée à petite dose. En général, une absorption trop considérable de liquide, qu'avec raison Hufeland appelle une inondation artificielle de l'estomac, loin de contribuer à faire atteindre le but, ne peut avoir pour conséquence que de le faire manquer.

2. *Traitement externe.*

a) *Bains entiers.* Dans la cure de Wiesbaden les bains jouent le premier rôle, parce que la grande richesse de nos eaux et leur température élevée en permettent l'usage le plus étendu. Nous avons vu au chapitre des effets physiologiques combien les effets des bains diffèrent suivant leur degré de chaleur. Pour déterminer la température qui convient à chaque malade, nous consultons le thermomètre et les sensations du baigneur. L'emploi régulier du thermomètre est une innovation heureuse, car la perception subjective de l'homme pour la température des bains est très-inégale. La chaleur d'une personne bien portante est variable; mais celle d'un malade est sujette à des variations bien plus considérables, dues en partie à la nature de la maladie, en partie à celle des remèdes employés. Ordinairement les baigneurs malades frissonnent au moment de l'immersion, plus volontiers qu'à l'état de santé. Si donc on abandonnait aux malades le soin de diriger la température du bain d'après leurs propres sensations, ils le prendraient le plus souvent trop chaud, et en élèveraient encore la température dans la suite de la cure. On a dû prendre pour règle de la prescrire en se guidant d'après le thermomètre, en permettant au baigneur de l'élever ou de l'abaisser à son gré d'un demi-degré à un degré.

a) Traitement calmant et résorbant. Lorsqu'on se propose de favoriser la résorption de l'eau par la peau, d'abaisser la chaleur du corps, d'exercer une action sédative sur les nerfs de la périphérie et sur le système artériel, on prescrit des bains de 23° à 27° R. Le degré précis se règle d'après le tempérament du baigneur, et l'eau doit être préparée de telle manière que le malade ne soit pas incommodé par le froid, et qu'après les premiers frissons ressentis au moment de l'immersion il éprouve une sensation d'agréable fraîcheur. Il importe en outre que le malade soit bien reposé, et que la température de la chambre de bains ne soit pas trop élevée. La durée de l'immersion varie d'un quart d'heure à une heure, et peut même se prolonger jusqu'à deux heures. On commence par un bain très-court, et l'on continue en augmentant rapidement. Dans le bain, le patient doit se tenir tranquille, afin de ne pas provoquer de réaction vers la peau ni la transpiration. Si l'eau tend à se refroidir, on en maintient la température en ajoutant de l'eau chaude ; on a recours au même moyen si le baigneur commence à ressentir des frissons, ou bien encore on lui fait prendre un peu de mouvement. Le malade doit être essuyé avec des draps qui ne soient pas trop chauds, puis il doit rester en repos sans se couvrir trop chaudement. Les bains sont administrés d'ordinaire une fois par jour ; dans des cas exceptionnels on en ordonne un second vers le soir. Cette méthode convient dans les anomalies de la nutrition et de la digestion, dans l'hypocondrie, la pléthore abdominale, les hemorrhoïdes, les scrofules etc., et peut être continuée longtemps sans provoquer les symptômes de la maladie thermale.

b) Traitement excitant, sudorifique. Ce traitement a pour but d'élever la chaleur de l'organisme, de stimuler la peau, la sécrétion cutanée, l'activité des systèmes nerveux et vasculaire. Il s'administre au moyen de bains de plus de 27° R., et il est tout à fait approprié aux thermes de Wiesbaden dont il a fondé la réputation. La température élevée de nos eaux en rend l'application très-facile. Ce genre de traitement, le seul connu autrefois, avait conduit à de nombreux abus. Séduits par les cures merveilleuses de nos thermes, les baigneurs, sans consulter le médecin, se plongeaient, au détriment de leur santé, dans des bains presque brûlants, en sorte que c'est justement un des principaux mérites de nos sources qui a failli les faire tomber en discrédit. La méthode excitante doit être dirigée avec prudence. Elle exige certaines précautions sans lesquelles on s'expose à des suites fâcheuses qui font manquer le but de la cure. Le degré précis de la température se règle d'après la nature de la maladie et le complexe individuel. Plus on élève la chaleur, plus on augmente les effets excitants et échauffants. On commence par des bains de courte durée et d'une température peu élevée; puis on augmente graduellement l'une et l'autre. La durée est de dix minutes à trois quarts d'heure ; on la prolonge rarement au delà. Si le baigneur éprouve une excitation trop violente, il faut diminuer la chaleur et la durée du bain, voir même interrompre le traitement. On recommande pendant l'immersion un mouvement modéré et de légères frictions. Quand la tête même est souffrante, dans les affections rhumatismales et goutteuses, et s'il y a des éruptions, on humecte la partie malade avec une éponge. S'il y a tendance à des congestions vers la région supérieure, la chambre de bains doit être tenue fraîche, ou bien la tête doit être humectée d'eau froide, par intervalles assez rapprochés, quelquefois même d'une manière constante. Après le bain, le malade est vigoureusement frictionné et couvert de vêtements chauds, préférablement de flanelle; puis il se met au lit en se couvrant avec soin pour provoquer la transpiration ; il s'y tiendra assis s'il y a tendance à des congestions. La diaphorèse est secondée par des boissons chaudes. Les bains se prennent le matin après l'usage interne; jamais on en ordonne un second dans la journée. Une cure régulière se compose de vingt et un à quarante-deux bains. Ce nombre peut être dépassé s'ils sont de courte durée et d'une température modérée.

Le traitement excitant reçoit son application dans presque toutes les affections goutteuses, rhumatismales et syphilitiques, dans les cas d'hydrargyrose, dans les névroses de la motilité, les ulcères , etc.

Les deux méthodes que nous venons de décrire sont quelquefois combinées dans la pratique. Le traitement calmant précède d'ordinaire le traitement excitant. Mais par exception on commence par ce dernier, et l'on finit par le traitement calmant, après que les excrétions critiques se sont déclarées. D'un autre côté, la cure externe se combine avec les traitements internes. Dans ce cas la méthode digestive ou la méthode purgative est employée concurremment avec la méthode résorbante des bains ; la méthode dissolvante, avec le traitement excitant. Dans des cas particuliers on a recours à d'autres combinaisons très-variées.

b) Bains locaux. Nous mentionnerons d'abord les demi-bains que l'on prend jusqu'aux hanches, jusqu'à l'épigastre, ou jusque sous les aisselles. Ils suppléent les bains entiers quand ceux-ci ne sont pas supportés par le malade, lorsqu'ils provoquent des maux de tête, des vertiges, des battements de cœur, des oppressions, des indigestions, ou lorsque l'on veut obtenir des effets très-prolongés dans lesquels les bains entiers auraient une action trop énergique. Quelquefois ils sont indiqués pour provoquer un effet indirect sur la partie supérieure du corps, ou un effet direct sur un mal local de la région inférieure. On doit veiller à ce que la partie du corps qui n'est pas immergée soit couverte d'un vêtement chaud, d'une chemise de flanelle par exemple, pour éviter le refroidissement.

En second lieu, les bains de siége, qui agissent sur la cavité du bassin, les manuluves, les pédiluves, les bains d'un seul membre. Tous ces bains locaux sont administrés conformément aux deux méthodes que nous venons de voir. Ils sont presque toujours combinés avec les bains généraux et avec l'usage interne, et produisent d'excellents résultats dans le dérangement des menstrues, dans les affections hémorrhoïdales, dans celles de l'appareil de la génération, enfin, grâce à l'usage presque illimité que l'on en peut faire, dans les tumeurs anciennes, les ankyloses, les callosités, les ulcères et les fistules.

c) Douches. Quand d'après l'indication on se propose de produire sur une partie du corps une excitation énergique, on y applique, avec un appareil assez semblable à une pompe à feu, ou à l'aide d'une chute d'eau, un jet d'un diamètre variable. La force de la douche dépend de celle avec laquelle la machine est mise en mouvement, de la hauteur de la chute, du diamètre du jet et de la chaleur de l'eau. La douche à l'aide d'une pompe doit obtenir la préférence dans la plupart des cas, parce qu'on en peut mesurer la force avec plus de justesse, et que le jet, à l'aide d'un tuyau flexible, peut se diriger plus commodément sur chaque partie du corps. Le jet tombant convient davantage lorsqu'on veut obtenir des effets généraux. La durée des douches est de cinq à trente minutes. Elles s'administrent le plus souvent concurremment avec les bains, soit au commencement, soit au milieu; soit à la fin du bain, suivant l'indication spéciale. On les répète chaque jour, ou de deux jours l'un, en les faisant généralement précéder de quelques bains entiers. La puissance du jet varie entre une demi-force et deux forces d'homme, la température entre 23° et 40° R. Celle-ci est tantôt à l'unisson avec la température des bains, tantôt elle forme contraste. On en obtient de puissants effets en administrant des bains chauds avec douches froides, ou des douches chaudes avec bains froids. La douche est appliquée en un seul jet ou en plusieurs, suivant que l'on en veut concentrer la force pour obtenir un effet local, ou que l'on se propose de lui donner plus d'extension et d'en amoindrir l'énergie. Si le jet divisé doit être appliqué au corps entier, on l'administre sous forme de bain de pluie. (*Regendouche*, *Schauerbad*). Dans certains cas ce dernier est ordonné froid, à 10° ou à 20° R., concurremment avec des bains très-chauds.

Elles ont pour but de produire un effet local ou général. Au dernier cas, on les applique sur la partie centrale d'un système, sur la tête, sur l'épine dorsale, sur l'épigastre. On peut aussi changer de place, ou frapper le corps entier à l'aide d'un bain de pluie. Dans l'application locale on a en vue de provoquer l'excitation de la partie malade, ou d'obtenir des effets dérivés par une irritation réflexe. Les douches ont puissamment contribué à la renommée de nos thermes. C'est grâce à leur action énergique que nous parvenons à guérir les hypertrophies, les paralysies, et que nous obtenons la résolution et la résorption des dépôts les plus invétérés.

d) *Bains de vapeur.* Nos bains de vapeur produisent d'excellents résultats lorsqu'il s'agit d'activer puissamment les fonctions de la peau, de la ramollir et d'en augmenter les sécrétions. On les administre dans une sorte de réceptacle placé au-dessus de la source, et disposé de manière à en recevoir les vapeurs. Le patient y est assis, enfermé jusqu'au cou, la tête seule restant libre. La température de la vapeur peut être abaissée au moyen d'ouvertures pratiquées à cet effet dans l'appareil. Elle est plus ou moins élevée, suivant la température de la source et l'arrangement du bain, et varie entre 35° et 45° R. La durée des bains est de cinq à trente minutes. On les répète chaque jour, ou de deux jours l'un. En cas de pléthore, de tendance à des congestions vers la tête et la poitrine, on doit les administrer avec précaution. Une saignée préalable est, dans ce cas, à conseiller, et la tête du malade doit être humectée d'eau froide pendant le bain. En général, les personnes nerveuses, faibles, douées d'un système vasculaire excitable, ou bien atteintes de marasme sénile, ne supportent pas les bains de vapeur. Si l'on ne veut produire qu'un effet local, on ne soumet à l'action de la vapeur que la partie indiquée ou affectée. Nous avons à cet effet des appareils pour les bras, les jambes, les oreilles, les yeux, les seins, les organes génitaux, etc. Dans les bains de cette espèce la vapeur est appliquée longtemps et très-chaude ; elle est dirigée vers le membre en forme de courant, ce qui équivaut à une véritable douche de vapeur. Les bains généraux sont précieux dans les dyscrasies les plus invétérées, principalement quand elles sont accompagnées d'atonie cutanée. Quant aux bains locaux, ils déterminent parfois la résolution dans des cas où tous les autres remèdes ont échoué, et se prescrivent aussi lorsque l'on veut déplacer le siége du mal, par exemple quand il s'agit d'attirer la goutte d'un organe plus noble sur les extrémités.

e) Aspersions. Elles sont indiquées lorsque les effets locaux doivent être secondés par une légère excitation produite par la pesanteur de l'eau. A la suite d'un usage très-prolongé, j'en ai obtenu d'excellents résultats dans le traitement de tumeurs rebelles, d'ankyloses, d'ulcères chroniques et autres. Elles se pratiquent au moyen d'un siphon élastique adapté à un vase rempli d'eau, et qui permet d'arroser les différentes parties du corps. Si les effets locaux doivent recevoir quelque extension, on couvre la partie souffrante avec une compresse.

f) Injections. Pour faire pénétrer l'eau thermale dans les cavités du corps, nous nous servons de douches ascendantes et de seringues d'une forme particulière. Les injections sont pratiquées avec succès dans les affections du nez, du rectum, des organes génitaux et de la trompe d'Eustache.

Nous faisons peu d'usage de bains de vagues et de boues. Quand par exception on y a recours, on s'en tient, pour les administrer, aux règles générales.

Chapitre VIII.

MOYENS AUXILIAIRES DE LA CURE.

Quelque grande que soit la vertu curative de nos eaux, quelque étendue qu'en soit l'application, on n'en obtiendrait néanmoins que des résultats incomplets, si l'action salutaire n'en était secondée par des moyens auxiliaires très-efficaces. Ces moyens consistent dans les influences climatériques, dans le régime auquel on soumet le corps et l'esprit du malade, et dans l'emploi d'autres médicaments. C'est au médecin des eaux qu'il appartient de faire le plan du traitement, d'apprécier scrupuleusement chaque cas individuel, et de s'emparer de toutes les influences salutaires qui se présentent à lui pour en diriger l'action combinée vers le but proposé. On rencontre souvent des difficultés dans l'exécution de ce plan ; si les malades se montrent toujours disposés à boire les eaux et à prendre les bains, il n'en est pas de même pour les prescriptions du régime, e. le médecin doit user de tout son ascendant pour les y soumettre. Les moyens auxiliaires sont utiles à tous les baigneurs ; mais chez certains malades ils acquièrent une importance telle qu'ils deviennent le point essentiel de la cure ; les eaux ne servent plus alors que comme remède adjuvant, et comme un moyen propre à donner au malade des habitudes régulières et à l'engager à persévérer dans le traitement.

Nos thermes comportent une application très-étendue de moyens auxiliaires, dont nous allons examiner les plus remarquables.

1. *Influences climatériques.*

Nous avons exposé dans la première partie de cet opuscule les propriétés et les effets physiologiques du climat de Wiesbaden, ainsi que l'influence de ce climat sur l'état sanitaire des habitants. Nous savons par expérience que les propriétés climatériques influent sur les étrangers d'une manière plus sensible que sur les habitants. Il ne saurait donc être douteux combien celles de Wiesbaden doivent agir puissamment sur les étrangers qui résident dans notre ville, et combien elles peuvent contribuer à la guérison de leurs maux, si l'on en sait faire un emploi judicieux. Aussi notre ville s'est-elle placée depuis nombre d'années au premier rang parmi les remèdes climatériques, en partie grâce aux travaux de Peez et de Richter, qui en ont fait connaître les avantages au public et en ont recommandé le séjour d'hiver, avec un succès qui ne s'est pas démenti depuis, aux personnes du nord d'une constitution faible ou maladive. Pour que le séjour d'une contrée puisse être ordonné comme remède climatérique, il ne suffit pas de prouver que la température moyenne en est de quelques degrés plus élevée que celle du voisinage, ni que cette contrée n'est visitée par aucune maladie endémique. On a pu se convaincre, dans les derniers temps, des conséquences désastreuses de ces recommandations générales faites de telle ou telle localité à tous les patients indistinctement. Dans le nord de l'Europe, il était passé en habitude d'envoyer sans discernement toutes les personnes dont les moyens le permettaient, dans les contrées du midi renommées pour leur salubrité, si bien que celles-ci ne tardèrent pas à mériter la dénomination, devenue proverbiale, de tombeau des malades. Il était grandement temps que J. Clark appelât enfin l'attention du monde médical sur les effets pernicieux de ces recommandations générales ! Pour qu'un endroit puisse être recommandé comme un remède climatérique, il faut que les propriétés salutaires en soient prouvées par des observations météorologiques exactes, et que l'importance physiologique en soit établie avec certitude. C'est ce que nous avons essayé de faire pour Wiesbaden, dans notre premier cahier. Notre travail est sans doute imparfait; cependant il en ressort clairement que notre ville se distingue par une température élevée, un état hygrométrique moyen, et une atmosphère égale et tranquille. Peez l'a appelée le Nice allemand, mais à tort, selon nous, car le résultat de nos recherches nous permet plutôt de la comparer avec Pau, Rome ou Pise. Il importe, lorsqu'on veut recourir aux moyens climatériques, de tenir compte des différences qui existent sous le rapport du climat entre la résidence habituelle du patient et le lieu qu'on se propose de lui recommander. Si le saut est trop brusque, le malade peut en souffrir, et il est prudent de choisir d'abord un lieu de transition. Clark a fort bien compris l'opportunité d'une pareille mesure, en prescrivant à ses compatriotes, avant de les envoyer vers le midi, le séjour des endroits les plus tempérés de l'Angleterre. Notre Wiesbaden est parfaitement approprié pour servir ainsi d'étape intermédiaire entre le nord et le midi. Les habitations en sont disposées de manière à offrir à nos hôtes, pendant la mauvaise saison, toutes les commodités désirables, tandis que dans les villes du midi le confort est complétement inconnu. Le séjour en est, d'ailleurs, on ne peut plus avantageux pour les personnes qui souffrent d'une irritabilité morbide des organes respiratoires, ou qui sont affectées de faiblesse nerveuse, de syphilis invétérée, de goutte, de rhumatisme, d'hypertrophie, surtout d'hypertrophie du cœur, ou d'un commencement de tubercules.

Combinées avec l'emploi de nos eaux, les influences de notre climat sont, en général, favorables à la cure. Sous une latitude comme la nôtre, quelques degrés de chaleur en plus et une température égale sont des avantages certains pour les baigneurs, dont la peau est nécessairement molle et impressionnable. Cependant nos propriétés climatériques s'élèvent pendant l'été à un point tel qu'elles produisent sur certaines constitutions et dans certaines maladies des effets pernicieux. Il y a donc une double tâche à remplir : utiliser les influences climatériques, en tant qu'elles sont salutaires; en préserver le patient, si elles sont nuisibles. On réussit dans la première, en ne faisant commencer la cure qu'au plus fort des chaleurs de l'été, en prescrivant aux malades d'habiter le quartier de la ville où les particularités de notre climat sont les plus développées, l'intérieur de la vieille ville par conséquent, et en leur assignant de préférence les logements exposés au midi. Cette action renforcée de l'influence du climat convient à la méthode excitante. On y a recours dans le traitement des dyscrasies invétérées comme la goutte, le rhumatisme, la syphilis, l'hydrargyrose, dans les maladies chroniques de la peau et les ulcérations anciennes. Au second cas, lorsqu'on se propose de soustraire les malades aux influences extrêmes du climat, on commence la cure au printemps ou en automne, et on leur prescrit un logement en dehors de la région des sources, dans le nouveau quartier, même dans les maisons de campagne qui entourent la ville. On doit agir de la sorte dans les cas de pléthore abdominale, d'hémorrhoïdes, d'hypertrophie, de dérangement des fonctions digestives, d'hypocondrie et d'autres névroses, et, en général, dans le traitement de malades doués d'une constitution éréthique et enclins à des congestions.

Ce qui précède répond en partie à la question de savoir à quelle époque on doit commencer le traitement. Par une habitude blâmable, les baigneurs affluent chez nous, tous indistinctement, au cœur de l'été. Ils s'exposent par là aux influences extrêmes du climat, nuisibles pour quelques sujets. Il en résulte, en outre, d'autres inconvénients inséparables de l'agglomération d'un trop grand nombre de personnes dans un même lieu, comme la cherté, le manque de logements convenables et le défaut d'attentions du personnel attaché au service des bains. C'est surtout le printemps que nous recommandons aux baigneurs dont la santé pourrait avoir à souffrir des chaleurs. Cette saison revient de bonne heure dans nos vallons, et le mois de mai, quelquefois même le mois d'avril, convient parfaitement pour commencer la cure. Les malades qui ont besoin d'un long traitement, ou qui ont à prévoir un traitement consécutif, agiraient également avec sagesse en commençant le plus tôt possible. La cure printanière, d'ailleurs, offre encore d'autres avantages au malade ; comme elle lui permet de retourner dans son pays pendant la belle saison, il y retrouve, grâce aux chaleurs encore croissantes, une température à peu près égale à celle de Wiesbaden, quand même il habiterait une région plus froide; c'est là une condition excellente pour recueillir tout le fruit des effets consécutifs.

Ici se rattache la question de savoir si l'on doit prescrire les cures d'hiver, et sous quelles conditions elles peuvent être pratiquées. De tout temps on en a entrepris quelques-unes: Juenken, déjà, les a recommandées, et il raconte l'histoire d'un colonel paralysé des deux mains, qui est venu, au mois de janvier, de la Catalogne à Wiesbaden, pour prendre les eaux, et qui y a recouvré complétement la santé. De nos jours on les a rendues plus facile par le nouvel arrangement des bains et par la disposition de logements appropriés à cet usage. Peez et Richter les ont souvent ordonnées et se vantent d'avoir obtenu les mêmes excrétions critiques que pendant l'été. Quant à moi, je pense que nonobstant le succès de ce genre de traitement lorsqu'il est dirigé avec les précautions voulues, nonobstant la douceur du climat et la disposition convenable de nos établissements, on doit, par prudence, en restreindre l'application. Je n'ai rien à objecter contre l'usage interne; mais les bains offrent dans la manière de les administrer pendant l'hiver et dans leurs conséquences bien des inconvénients. Le patient est obligé de garder constamment la chambre, et, même après le traitement, il y est ordinairement confiné pour le restant de l'hiver. On ne doit donc recourir aux cures d'hiver que dans les cas où il y a péril en la demeure, lorsque la maladie est très-douloureuse ou rebelle, et que pour continuer le traitement on se voit obligé d'empiéter sur la mauvaise saison. Dans ce cas les bains sont administrés dans un cabinet chauffé, communiquant avec l'appartement même, et à l'aide de baignoires.

2. *Le régime.*

Nous entendons par régime la diète, les occupations intellectuelles et les exercices physiques du malade. Presque toutes les maladies chroniques procèdent d'un vice qui a sa cause dans la

fausse direction imprimée à l'activité de l'homme dans l'une de
ces trois sphères de son existence. Il suit de là qu'en recti-
fiant cette direction on exerce nécessairement sur les maladies chroniques une action salutaire, pour laquelle on ne saurait choisir un moment plus favorable que celui de la cure,
parce qu'alors les effets des eaux contribuent au succès, en
tendant de leur côté à éliminer de l'organisme le principe morbifique. La tâche du médecin est, d'abord, d'écarter les habitudes pernicieuses qui sont devenues pour le patient une seconde nature ; ensuite, d'agir efficacement sur la maladie, en
lui prescrivant le régime convenable, conformément à des principes généralement admis.

a) *Diète.* En général les baigneurs doivent vivre sobrement.
Cette règle est facile à poser, mais d'une exécution assez difficile. La plupart des malades goutteux ou souffrant d'une affection hémorrhoïdale sont des gourmands de premier ordre, et
ont de la peine à ne pas succomber à la bonne chère de nos
hôtels. On agira donc prudemment en faisant manger à la carte
et dans leur chambre ceux qui sont trop faibles pour résister
à la tentation. Ce n'est pas seulement sous le rapport de la
quantité des aliments que les baigneurs doivent être sobres,
mais aussi sous celui de la qualité, et il est de règle qu'ils
doivent s'abstenir de toute espèce de mets gras, lourds et
épicés. Les prescriptions ultérieures de la diète se déterminent
en partie d'après la nature de la maladie et d'après l'individualité du malade, en partie d'après le genre du traitement.

b) *Disposition morale.* Dans le traitement psychique du malade le médecin doit également poursuivre un double but :
l'éloignement des causes qui exercent une influence fâcheuse
sur le moral, et la recherche de celles qui peuvent concourir à
la guérison. Pour atteindre le premier, l'absence du foyer domestique contribue déjà pour beaucoup. Un grand nombre de
maladies chroniques se développent par la contention d'esprit
et par les influences déprimantes inséparables de la vie de tous
les jours, lesquelles cessent d'elles-mêmes grâce au voyage et

au séjour dans une ville de bains. Si cependant les mêmes causes malfaisantes continuent d'agir, c'est au médecin de tranquilliser le malade par de sages remontrances ; la quiétude de l'âme et la tranquillité de l'esprit sont des conditions indispensables au succès de la cure ; si le baigneur apporte avec lui ses soucis et ses passions, il ne saurait être guéri, et, comme le dit fort bien le vénérable Diehl, « quand la *psyché* sème incessamment la discorde dans l'harmonie organique, le rôle de l'influence matérielle est fini. » L'occupation intellectuelle doit être appropriée à l'éducation, au tempérament, aux habitudes, au sexe du patient et à la nature de sa maladie ; le médecin des eaux devient ici le médecin de l'âme ; sa connaissance du cœur humain, sa perspicacité doivent le guider dans le choix des impressions qui peuvent être salutaires à son client. L'espoir de la guérison et, plus encore, l'amélioration visible de la santé agissent puissamment sur le malade. Pour lui éviter une déception fâcheuse, le médecin doit lui révéler à temps les perturbations et les rechutes qui se présentent fréquemment dans les commencements de la cure. On produit encore de bons effets sur le moral du patient en lui montrant d'autres personnes affectées du même mal que le sien, qui sont en voie de guérison. Cette communauté d'efforts vers un même but à l'aide des mêmes moyens lui donne du courage et lui inspire de la confiance.

La direction à donner aux occupations intellectuelles doit varier selon les dispositions de l'individu ; si la fatigue de l'esprit est préjudiciable, l'ennui ne l'est pas moins, surtout pour les esprits actifs. Wiesbaden offre sous ce rapport les distractions les plus variées ; nos promenades sont charmantes, et le contact avec notre belle nature est tout à fait propre à entretenir la bonne humeur de nos malades.

Lorsque le temps vient à contrarier ce genre de plaisir, on n'est nullement embarrassé pour y suppléer par les jouissances de l'art : la musique, qui exerce une influence si salutaire sur les malades, est cultivée chez nous avec beaucoup de succès ;

chaque jour un excellent orchestre exécute au Cursaal des morceaux choisis, et chaque semaine on est à même d'entendre chez nous des concerts et des opéras bien réussis.

Il n'est pas prudent d'interdire leurs occupations habituelles aux personnes pour lesquelles l'activité de l'esprit fait le charme de la vie, comme les hommes d'état, les diplomates, les savants. Au contraire, un travail modéré les tiendra en bonne humeur, et les fera persévérer plus volontiers dans le traitement. Tel baigneur se distraira par de bonnes lectures, tel autre préférera le spectable ou les soirées du Cursaal et les jeux; tous ces plaisirs sont permis au malade, pourvu qu'il ne s'y livre pas avec passion.

c) Exercice corporel. L'exercice est un puissant auxiliaire de la cure. Il est indispensable à la conservation de l'organisme dont il élève l'activité vitale et stimule la circulation des liquides et les sécrétions. Dans le traitement interne, le mouvement corporel facilite l'assimilation de l'eau, et influe favorablement sur les différentes méthodes usitées pour ce traitement. Suivant le genre d'exercice ordonné au patient, le mouvement active les selles, la transpiration, et augmente les parties constituantes des urines, ainsi que nous le voyons par les analyses de Lehmann.

Les baigneurs que leurs incommodités empêchent d'aller à pied pourront, pendant qu'ils boivent les eaux, y suppléer par une promenade à cheval ou à âne. Dans l'après-dînée, la promenade est recommandée à tous les patients, que ce soit à pied, à cheval ou en voiture. Mais ils doivent éviter la fatigue, à laquelle ils s'exposent trop souvent en se laissant entraîner par les charmes d'une partie de campagne. Certaines maladies exigent un exercice particulier actif ou passif, et qui doit être appliqué en général à la partie affectée. Le mouvement actif, les exercices gymnastiques que dirigent des maîtres spéciaux sont utiles dans la paralysie et en cas de faiblesse d'un membre; le mouvement passif, dont j'ai obtenu d'excellents effets, convient dans les ankyloses, et consiste en flexions, en tractions et surtout dans le massage administrés dans le bain, ou concurremment avec des aspersions, par des étuvistes au courant de ces pratiques.

3. *Autres médicaments.*

Très-souvent l'eau thermale ne nous fournit que la base du traitement, et nous renforçons ou modifions par des médicaments les effets des eaux suivant l'indication des cas individuels. Anciennement on a fait un usage immodéré de médicaments, surtout concurremment avec l'emploi des bains. Plus tard on est tombé dans l'excès contraire; on a évité, au grand préjudice de la santé des baigneurs, toute espèce d'addition, même celles indiquées, de crainte d'inquiéter *l'esprit des eaux*, de le troubler dans son action mystérieuse. De nos jours nous n'hésitons nullement à ordonner tous les remèdes additionnels, toutes les modifications qu'exige l'état du malade. Voici les moyens auxiliaires dont l'application est la plus usuelle.

a) Additions et modifications de l'usage interne. Lorsqu'on se propose d'atténuer les effets irritants de l'eau sur le canal intestinal, on la coupe avec du lait, du petit lait ou du bouillon de veau. S'agit-il de renforcer le traitement digestif, on ajoute de l'eau ferrugineuse, surtout de l'eau de Schwalbach. Si dans le traitement dissolvant l'eau thermale agit trop fortement sur les selles, et si l'on désire obtenir une résorption plus rapide en même temps qu'une augmentation de la sécrétion urinaire, on mélange l'eau thermale avec une autre eau riche en acide carbonique, comme celle de Selters, de Fachingen, de Geilnau et de Schwalbach (Paulinenbrunnen). Pour renforcer l'action purgative, on emploie divers moyens ; le plus naturel est une addition du sel de nos sources mêmes ; je m'en suis servi dans les derniers temps avec beaucoup de succès ; puis viennent les eaux de Hombourg, de Soden et d'autres sources salines analogues aux nôtres, mais plus purgatives. Le sel d'Epsom et de Carlsbad conviennent lorsqu'on veut avoir des effets purgatifs certains, sans augmenter la dose du liquide. Dans d'autres cas, surtout dans les affections du bas-ventre, quand on craint de contrarier les effets dissolvants de l'eau thermale, ou quand on en a déjà obtenu de bons résultats, on emploie la rhubarbe, l'aloès, la coloquinte, etc. Souvent on renonce complétement au traitement interne et l'on prescrit avec les bains d'autres eaux minérales ou d'autres cures. Nous avons vu au chapitre des effets physiologiques combien la résorption est faible et combien par conséquent il est aisé de combiner les bains avec les remèdes les plus divergents; aussi n'hésitons-nous pas à prescrire toutes les eaux minérales, non-seulement celles que nous avons mentionnées, mais encore toutes celles dont l'efficacité est démontrée par l'expérience.

Les traitements par les simples et par le petit-lait méritent chez nous une mention particulière. Tous les matins on débite aux environs du Kochbrunnen du petit-lait qui vient d'un établissement bien monté, dirigé par un Suisse, et situé dans la paisible vallée du Nérothal. Wiesbaden présente sous ce rapport des avantages que l'on ne trouve nulle part ailleurs. Ordinairement les établissements de ce genre ne se rencontrent que sur de hautes montagnes et ne peuvent être visités que fo r tard, tandis que nos vallons abrités sont accessibles de bonne heure aux malades qui souffrent de la poitrine, et fournissent déjà en avril et en mai les herbes nécessaires à la production d'un petit-lait de bonne qualité. Nous ne saurions trop recommander cet établissement pour les cures qui doivent commencer au printemps et servir de traitement préparatoire à des cures ultérieures de petit-lait ou d'eau minérale. Quand la saison est plus avancée, le traitement par le petit-lait combiné avec les bains produit également de fort bons effets. Les traitements par les simples s'emploient chez nous tantôt seuls, tantôt combinés avec l'eau minérale ou le petit-lait, tantôt avec les bains. On peut chez nous les commencer de très-bonne heure parce que la contrée produit les simples nécessaires trois ou quatre semaines plus tôt que partout ailleurs. Dans ces derniers temps on a accueilli avec faveur le suc de feuilles de noyer encore tendres, fourni en abondance par de nombreuses plantations d'arbres de cette espèce, et qui est salutaire dans les affections scrofuleuses, les dyscrasies blennorrhagiques et les ulcères rebelles. Parfois on ordonne aussi des cures de cerises, au printemps, et de raisin, en automne; la contrée produit ces fruits en fort bonne qualité.

Nous citerons parmi les médicaments employés fréquemment avec le traitement des eaux, et non sans succès, le *decoct. Zittmann*, le *decoct. Pollin.*, ainsi que le *syrup. antidyscras. Draps.*

b) Additions et modifications du traitement externe. Les additions que l'on fait aux bains ont pour but d'augmenter les effets de l'eau thermale, de les diminuer ou de les modifier. La manière la plus naturelle d'abaisser l'irritation locale du traitement excitant consiste dans une addition d'eau douce. On se sert à cette même fin de décoctions de malt et de son. Pour renforcer les effets de ce traitement, on ajoute au bain du sel de nos sources, du sel de cuisine et autres, des herbes aromatiques comme la *rad. calam. aromat.*, *spec. aromat.*, *flor. chamomill.*, ou bien des eaux aromatisées, par exemple de l'eau de Cologne, du *bals. vit. Hoffm.*, *spirit. lavendulæ*, etc. Si l'on veut élever l'action sédative du traitement calmant, on emploie pareillement des additions d'eau douce, de sel, de son et d'herbes narcotiques.

Les remèdes les plus usuels pour modifier les effets de l'eau thermale, dans certaines dyscrasies, sont les préparations indiquées de soufre, de mercure et d'iode; le sel et les eaux-mères de Kreutznach dans les affections scrofuleuses; la décoction de feuilles de noyer à la dose de plusieurs livres dans les dyscrasies des os, enfin les *globul. martial.*

Beaucoup de nos établissements ne peuvent fournir de bains au-dessous de 26° à 25° R., surtout pendant les fortes chaleurs. Cette température n'est pas assez basse pour procurer à certains patients le calme désirable; nous renonçons alors complétement à la cure thermale, et nous la remplaçons par les bains du Rhin qui se trouvent à notre proximité. Dans d'autres cas le traitement interne convient parfaitement, tandis que les bains doivent être abandonnés dès le premier essai comme étant d'une application impossible, ou sont même formellement contre-indiqués, par exemple chez les malades dont la peau est flasque ou qui ont les systèmes nerveux et vasculaire trop irritables. On fait bien alors de combiner avec le traitement interne une cure de bains froids que l'on peut se procurer dans un établissement *ad hoc* au Nérothal. On commence aussi chez nous à ordonner fréquemment les bains d'aiguilles de sapin, dont l'usage est très-recommandable pour les affections rhumatismales.

Les émissions de sang constituent également un remède auxiliaire d'un emploi très-fréquent. Elles ont pour objet de diminuer la matière morbifique, de lui donner une autre direction et de calmer l'irritation générale ou locale engendrée par le traitement, et jouent par conséquent dans la cure tantôt le rôle d'adjuvant, tantôt celui de correctif. En général, ces émissions ont pour objet la diminution de la masse du sang vicié dans les dyscrasies albumineuses ou veineuses et dans les maladies qui en sont la conséquence, et consistent en saignées ou en applications de ventouses avant et pendant le bain. On emploie les ventouses ou les sangsues dans les congestions vers les organes de la tête, de la poitrine et du bas-ventre qui se rattachent ordinairement à un dérangement du flux menstruel ou hémorrhoïdal. Enfin, elles servent de correctif lorsque dans le traitement excitant il se déclare une excitation trop violente du système vasculaire, ou une irritation locale de la partie malade. Cette méthode est de nos jours très en vogue et mène à toute sorte d'abus contre lesquels je crois devoir me prononcer fermement. Il est rare qu'un baigneur, aujourd'hui, échappe à sa portion de ventouses, qu'on lui applique avec ou sans l'ordonnance du médecin. Le patient en éprouve, il est vrai, un calme et un bien-être momentanés ; mais ensuite la réaction ne procède qu'imparfaitement, les sécrétions deviennent rares, la guérison est incomplète, et il se forme à la fin de la cure un état d'excitation nerveuse et de faiblesse qui persiste long-temps. Une certaine excitation générale et locale est nécessaire à la guérison, et il vaut mieux, si elle devient trop forte, de modérer le traitement interne ou externe que d'intervenir avec des saignées.

L'indication des saignées dans le traitement excitant se règle d'après la nature de la maladie, d'après l'âge, la constitution, les habitudes du malade, et d'après l'époque plus ou moins avancée du traitement. L'emploi de la saignée exige de grandes précautions dans le traitement de la goutte, si l'on ne veut faire de celle-ci, ce que les baigneurs cherchent précisément à éviter en venant chez nous, une goutte atonique. Les malades affectés de rhumatisme la supportent beaucoup mieux, surtout quand le mal local a pris un caractère inflammatoire, excepté cependant en cas de rhumatisme du névrilème. Nos étuvistes ont une dextérité toute particulière pour l'application des ventouses, qui a lieu ordinairement avant le bain, ou après, lorsque la peau est encore turgescente.

L'électro-magnétisme est également mis à contribution comme un moyen auxiliaire de la cure; il seconde puissamment les effets de l'eau thermale par son action excitante sur le système ner-veux, et s'emploie dans les paralysies. Nous nous servons à cet effet de l'appareil de rotation, qui est portatif et qui agit d'une manière sûre. On applique le magnétisme soit en dehors des bains, soit, conformément aux prescriptions de l'école de Vienne, dans le bain même où l'eau salée en rend les effets plus énergiques. Un homme qui a reçu les instructions néces-saires à cet effet est chargé de faire fonctionner l'appareil.

Enfin, pour aider les effets du traitement, nous pratiquons des opérations chirurgicales telles que des sections de tendons et des tractions violentes sur des articulations ankylosées.

Cures préparatoires et consécutives.

Nous croyons devoir les mentionner ici, quoiqu'elles ne re-

çoivent que rarement leur application à Wiesbaden même, par
la raison qu'elles constituent réellement un moyen auxiliaire
de la cure. Les traitements préparatoires, de la compétence
du médecin de la maison, assurent, quand ils sont ordonnés
avec discernement, le succès de la cure en le rendant plus
facile. Ils doivent être dirigés de manière à fortifier l'organisme
et à en rectifier les fonctions. Ce résultat s'obtient par l'éloignement des influences nuisibles qui ont engendré la maladie,
par un régime plus régulier du corps et de l'esprit, par la
prescription de cures d'herbes, de petit-lait, d'eau minérale,
de bains tièdes, etc. On fait bien, avant le traitement de nos
eaux, de s'abstenir d'autres cures radicales, surtout de l'usage
de médicaments. Les patients ne nous arrivent d'ordinaire
qu'après avoir essayé vainement de toutes les ressources de la
pharmacie. On devra dans ce cas leur interdire toute espèce
de médication avant le voyage, afin qu'ils ne se trouvent pas,
dès le commencement de la cure, dans un état de faiblesse et
d'épuisement.

On abusait aussi autrefois des cures consécutives, en faisant
passer le malade, dans le courant d'un été, par tout un cycle
de traitements. En se bornant à trois seulement, on pensait
avoir fait preuve de modération. Les baigneurs venaient alors à
Wiesbaden pour subir un traitement excitant; de là on les en-
voyait à Schlangenbad ou à Ems pour les calmer, puis à Schwalbach pour les fortifier.

C'est le résultat de la cure qui doit guider dans le choix du
traitement consécutif. Si la maladie a complétement cédé, la
tâche du médecin consiste à en empêcher le retour, soit en
ordonnant un régime convenable afin d'éloigner les influences
nuisibles, cause première du mal, soit en fortifiant l'organisme
du patient de telle manière que ces influences inévitables n'aient
plus à l'avenir les mêmes conséquences. Le premier moyen
consiste à faire observer au malade de retour chez lui les
prescriptions diététiques. Le second consiste dans un traitement fortifiant dont les effets s'étendent principalement à la

peau et au canal intestinal. Le traitement par les eaux ferrugineuses convient parfaitement pour fortifier les voies digestives, et nous ordonnons fréquemment pour cet objet les sources voisines de Schwalbach. Afin de donner du ton à la peau, l'on prescrit, outre les bains ferrugineux, des bains d'eau courante, des bains de mer, des voyages dans des contrées montagneuses. comme la Suisse, le Tyrol, la Forêt-Noire, l'Erzgebirg saxon, etc. La plupart de nos baigneurs qui ont subi le traitement excitant ont la peau molle et impressionnable, et ont besoin d'une cure supplémentaire fortifiante, si l'on ne veut pas qu'ils soient exposés à des rechutes prochaines.

Si l'état du malade n'est qu'amélioré, s'il subsiste encore un désordre dans les mélanges et dans les fonctions, le traitement consécutif doit se régler d'après le cas spécial. Parfois on peut laisser retourner le patient dans sa patrie avec l'espoir que les effets consécutifs du traitement thermal lui procureront une guérison complète. Dans d'autres cas très-opiniâtres ou quand la constitution du malade est fortement ébranlée, on devra se contenter du résultat obtenu, sauf à recommencer une seconde ou une troisième cure dans la même année ou l'année suivante. Ce n'est pas sans raison que l'on estimait autrefois que plusieurs traitements étaient indispensables pour obtenir la guérison d'un mal invétéré et constitutionnel. Quand la cure doit être interrompue, et le cas s'en présente assez souvent, parce que le malade commence à se ressentir des inconvénients de la saturation, nous prescrivons, pour seconder les effets consécutifs, le riant séjour et les eaux calmantes de Schlangenbad. Enfin, dans d'autres cas, surtout dans les affections du bas-ventre, nous envoyons nos patients aux sources plus purgatives de Soden et de Hombourg, où l'air des montagnes exerce en même temps une action fortifiante sur la peau.

Si la maladie n'a subi aucune modification et que cependant l'excitation engendrée par le traitement exige que celui-ci soit interrompu, le médecin des eaux est souvent fort embarrassé pour savoir ce qui lui reste à faire. Le plus prudent est d'attendre les effets consécutifs et d'y chercher des indications nouvelles. Dans cette circonstance il est à désirer que le malade reste, en attendant, chez nous, sous les influences mêmes qui ont présidé au traitement et sous la direction du médecin; j'ai vu obtenir de la sorte les guérisons les plus imprévues, les plus surprenantes. L'excitation des fonctions sécrétoires provoquée par les eaux dure quelquefois des semaines, des mois, et détermine peu à peu l'élimination de la matière morbifique. On a prétendu que cette élimination s'effectuait, même si tard, sous l'influence de mouvements fiévreux, d'une sorte de fièvre thermale que l'on attribuait exclusivement à l'action des eaux. Quant à moi, j'ai toujours remarqué que ces mouvements de fièvre, qui sont très-fréquents après la cure, proviennent, non de l'effet des eaux, mais d'une nouvelle influence nuisible. Sans doute, les symptômes de la maladie disparaissent souvent avec les crises qui accompagnent les dernières phases de cette fièvre, comme d'autres fièvres semblent emporter avec elles des maladies chroniques, surtout quand celles-ci sont déjà sur leur déclin. Mais combien de fois aussi ne voyons-nous pas qu'à l'apparition de cette prétendue fièvre thermale l'excitation des fonctions sécrétoires s'arrête, et que la maladie empire visiblement!

Il est constant que dans bien des cas opiniâtres la persévérance finit par triompher. J'ai connu des malades qui ont pris les eaux, ici et ailleurs, à diverses reprises, sans le moindre succès, et qui sont revenus à Wiesbaden en désespoir de cause. Nous les avons remis au traitement avec bien peu d'espoir, et cependant, sans que nous ayons fait subir à la cure de modification essentielle, il s'est fait enfin un changement favorable, et nous avons obtenu, à la surprise de tous, un heureux résultat!